François-Albin Lepage

Recherches historique sur la médecine des Chinois

essai

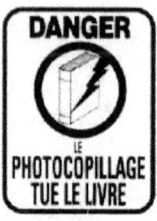 Le code de la propriété intellectuelle du 1er juillet 1992 interdit en effet expressément la photocopie à usage collectif sans autorisation des ayants droit. Or, cette pratique s'est généralisée dans les établissements d'enseignement supérieur, provoquant une baisse brutale des achats de livres et de revues, au point que la possibilité même pour les auteurs de créer des oeuvres nouvelles et de les faire éditer correctement est aujourd'hui menacée. En application de la loi du 11 mars 1957, il est interdit de reproduire intégralement ou partiellement le présent ouvrage, sur quelque support que ce soit, sans autorisation de l'Editeur ou du Centre Français d'Exploitation du Droit de Copie , 20, rue Grands Augustins, 75006 Paris.

ISBN : 978-1537074498

10 9 8 7 6 5 4 3 2 1

François-Albin Lepage

Recherches historique sur la médecine des Chinois

essai

Table de Matières

AVANT-PROPOS	6
INTRODUCTION	8
CHAPITRE PREMIER	11
CHAPITRE II	51
CHAPITRE III	78

AVANT-PROPOS

Parvenus au terme de leurs études médicales, bien d'autres, sans doute, se sont trouvés comme moi dans le plus étrange embarras relativement au choix de la matière qui devait faire le sujet de leur dissertation inaugurale. Sur quoi s'arrêter, en effet, dans le champ si vaste de la médecine ? Et supposons même qu'on ait fixé son attention sur quelques-uns des points les plus saillants, quel intérêt peut-on espérer de donner à une matière déjà traitée, peut-être, dans des milliers de volumes, et souvent avec toute la perfection dont elle est susceptible ? On se trouve alors dans l'alternative embarrassante de copier servilement tout ce qu'on a écrit avant soi, ou de hasarder quelques idées neuves, et qui ne sauraient être bien reçues de la part d'un jeune homme. Est-ce en effet à celui qui fait le premier pas dans la carrière à vouloir parler en maître, et à tracer des règles en donnant ses idées, quelquefois ses rêveries, pour des vérités ? Il n'appartient sans doute qu'au médecin expérimenté d'oser toucher aux fondements de la science, et de remplacer les opinions reçues jusqu'à lui par les résultats de sa longue et constante observation. C'est d'après ces considérations que je me suis décidé a traiter un sujet qui eût rapport, soit à l'histoire, soit à la philosophie de la médecine. Le travail que je soumets au jugement de la Faculté n'est qu'une partie d'un ouvrage plus considérable dont j'avais conçu le projet, et dans lequel je voulais, autant qu'il eût été en mon pouvoir, faire connaître l'histoire de la médecine ancienne et moderne chez les différents peuples de l'Asie. Mais je fus bientôt éclairé sur l'immense étendue du travail que j'entreprenais, et sur les difficultés qui allaient se présenter de toutes parts ; d'ailleurs, outre que cette entreprise se trouvait beaucoup au-dessus de mes forces, elle exigeait un temps considérable, et dépassait de bien loin les bornes d'un ouvrage de la nature de celui-ci. Il a donc fallu se restreindre ; et c'est sur les Chinois que j'ai tourné toute mon attention.

Le titre de cette dissertation paraîtra bizarre à bien des lecteurs, j'en conviens ; mais, s'il peut piquer en même temps la curiosité, s'il peut engager à faire la lecture de l'ouvrage, que faut-il de plus ? Il me semble qu'il ne doit pas être sans intérêt pour le médecin de connaître l'état des sciences médicales chez des peuples si différents de nous sous tous les rapports ; d'étudier leurs systèmes sur l'organisation de l'homme, leur manière d'envisager les maladies, et les médicaments qu'ils leur opposent ; d'examiner, relativement à l'influence du climat, des habitudes et de la manière de vivre, quelles sont les maladies auxquelles ils paraissent être le plus sujets, ou qui peuvent leur être inconnues ; de chercher à en déduire les causes, etc. Et d'ailleurs la discussion de toutes ces matières ne peut-elle point donner lieu à quelques rapprochements heureux, à quelques vues utiles qui tourneraient au profit de la science ? C'est toujours en comparant des idées qu'on découvre la vérité ; c'est en mettant à contribution les connaissances étrangères qu'on parvient à rendre plus solides et à augmenter les siennes.

Si par hasard la sécheresse ou l'obscurité de certains passages inspiraient quelque dégoût, qu'on se rappelle que je n'ai d'autre rôle ici que celui d'historien, et qu'on ne m'impute point les erreurs de quelques théories chinoises dont j'ai bien senti moi-même toute l'absurdité, mais que j'ai dû faire connaître telles qu'elles étaient. J'aurais pu donner encore à cette matière plus d'extension que je ne l'ai fait : la considération des productions de cette belle partie de l'Asie qu'habitent les Chinois, comparées à celles de nos climats, aurait fourni plus d'un article intéressant ; j'en dirai de même de l'influence des mœurs et de la paix sur la population si considérable à la Chine, de la polygamie, de l'industrie, de la manière de vivre, considérées sous le même rapport, etc. Mais, outre que ce serait nous éloigner de notre sujet, auquel toutes ces choses ne tiennent qu'indirectement, le grand nombre de matériaux qui touchent spécialement la médecine nous forcent à ne faire que glisser sur les détails accessoires.

Je souhaiterais beaucoup que quelqu'un, pensant comme moi sur l'avantage qu'on peut retirer des connaissances des peuples étrangers dans la médecine, et poursuivant l'exécution du plan que j'avais d'abord conçu, entreprît à son tour de nous faire connaître l'état de la médecine chez quelques-uns des autres peuples de l'Asie. Les Coréens, les Japonais offriraient à peu près les mêmes pratiques et les mêmes systèmes que les Chinois ; mais de quel intérêt ne serait point l'histoire de la médecine dans la Perse ou dans l'Inde ? On pourrait consulter avec fruit sur ce sujet les Voyages de *Chardin* en Perse, de *Le Gentil*, de *Sonnerat* dans les Indes orientales ; les lettres des missionnaires, les *Amœnitates exoticæ* de Kœmpfer ; le

Voyage d'*Olivier* en Perse ; l'*Histoire de la Médecine* par *Leclerc*, de la *Chirurgie* par *Dujardin*, etc., etc.

Pour procéder avec ordre dans l'histoire de la médecine des Chinois, nous diviserons toute notre matière en trois chapitres : le premier contiendra l'exposé de la doctrine médicale de ces peuples, ainsi que tout ce qui a rapport chez eux à l'exercice de la médecine ; le second sera consacré à faire connaître leur thérapeutique et leur matière médicale, ainsi que diverses pratiques qui leur sont particulières ; dans le troisième enfin, nous ferons quelques considérations hygiéniques sur le climat, les aliments, la manière de vivre des Chinois, et sur les maladies auxquelles ils sont le plus sujets, comme sur celles qui paraissent leur être inconnues.

Puisse ce travail que nous présentons à la Faculté ne pas être indigne de son suffrage ! S'il obtenait l'assentiment de nos maîtres, auxquels nous l'offrons comme un tribut de reconnaissance, ce serait pour nous la récompense la plus douce de toutes les recherches pénibles qu'il nous a coûtées.

INTRODUCTION

De tous les peuples qui habitent le vaste continent de l'Asie, il n'en est point sans doute qui, soit par la haute antiquité de leur nom, soit par l'étendue de leur empire, ou même par leur civilisation, méritent plus que les Chinois de fixer l'attention. On remarque depuis longtemps que tout ce qui vient de la Chine, tout ce qui touche les mœurs, les usages de ce pays pique vivement la curiosité des Européens, moins peut-être par l'intérêt qui semble devoir être inséparable de l'histoire d'un des peuples les plus anciens de l'univers, que parce qu'on lui a toujours attribué un caractère d'originalité, on pourrait même dire de ridicule. Mais pourquoi trouver bizarre une nation qui aime les sciences et les arts, honore toutes les vertus, et trouve son bonheur depuis tant de siècles dans son exacte soumission aux lois ? Il suffit en effet, de lire tout ce qu'ont écrit sur la Chine les missionnaires et les voyageurs qui ont visité ce pays à différentes époques, et y ont séjourné plus ou moins longtemps, pour se convaincre que les Chinois ont porté certains arts au plus haut degré de perfection, et sont d'ailleurs fort amis des sciences, puisque leurs empereurs eux-mêmes ne dédaignaient point de se faire instruire par nos missionnaires dans les principes des mathématiques, de l'astronomie, de la jurisprudence et de la médecine[1]. Il est à croire même que les sciences se seraient développées dans cet empire et y auraient prospéré comme en Europe, si l'ambition démesurée des missionnaires, qui semblaient vouloir subjuguer tous les esprits et envahir l'autorité, ne les eût fait tomber en disgrâce et chasser pour toujours des États de l'empereur. Une autre cause qui empêche les sciences de pénétrer dans la Chine, et qui probablement subsistera toujours, c'est l'espèce d'isolement dans lequel vivent les peuples de ce pays, et le défaut presque absolu de communication avec leurs voisins ; car les relations économiques qui devraient s'étendre dans tout l'empire, se bornent, comme on sait, à quelques-unes des villes frontières. On voit donc déjà que, si les Chinois se montrent étrangers aux sciences cultivées en Europe, c'est moins leur génie qu'il faut en accuser que les circonstances politiques dans lesquelles ils se trouvent. D'ailleurs, comme le remarque le père Duhalde (Histoire générale de la Chine, tome 2, page 263) est-ce un peuple qui n'aime point les sciences, que celui duquel on a dit : *Ici un jeune homme qui n'a point étudié est une preuve de l'extrême pauvreté de ses parents.* C'est un proverbe chinois, qu'il y a plus de maîtres que d'écoliers, et plus de médecins que de malades. Sous le rapport de la morale et des vertus, les Chinois ne sont pas moins dignes d'être connus. C'est en effet chez ce peuple estimable qu'un docteur a dit, dans un Traité sur l'éducation :

« Que la vraie fin de l'étude était la vertu... Et ce serait, ajoute-t-il, une belle leçon à donner que celle que fit en mourant un empereur au jeune prince qu'il laissait héritier de la couronne : « Ne dites jamais : Cette faute est légère, je puis me la permettre ; cet acte de vertu est peu considérable, omettons-le. »

Tous les plus beaux traités de morale ne se retrouvent-ils pas en abrégé dans ce peu de mots ? À la Chine, le fils est obligé de travailler pour l'entretien et le soulagement de son père et de sa mère ; le frère doit prendre soin de son frère et de sa sœur lorsqu'ils sont dans l'infortune ; et l'oubli de ces devoirs exciterait une telle

---

[1] Marc-Paul, Vénitien d'origine, a donné, dans le treizième siècle, les premières notions sur l'empire de la Chine.

horreur, qu'on n'a pas besoin de les proscrire par une loi positive. Si quelqu'un éprouve des besoins, tous ses parents l'aident sans délai, et sans lui faire éprouver la moindre humiliation. Qu'il est sage, dit M. *Charpentier-Cossigny* (Observations sur l'ambassade anglaise du lord Macartney), le peuple qui a des mœurs aussi saintes, aussi charitables ! et que nous sommes loin de pareilles institutions !

Après avoir cherché à intéresser en faveur du peuple encore trop peu connu qui doit faire le sujet de cette dissertation, nous croyons qu'il ne sera pas inutile de rappeler en peu de mots les opinions des historiens sur l'origine de l'empire chinois. Ceux qui ont cherché à approfondir cette matière, pensent que les fils de Noé se répandirent dans l'Asie orientale ; que leurs descendants pénétrèrent dans la Chine environ deux cents ans après le déluge, et que ce fut dans la province de *Chen-si* que les premiers peuples sortis du couchant vinrent d'abord s'établir. Selon les historiens chinois, c'est *Fo-hi* qui a jeté les premier fondement de leur monarchie ; mais ils conviennent qu'il est impossible de déterminer en quel temps vivait ce *Fo-hi*, et quelle a été la durée de son règne, ainsi que de celui de ses successeurs, qui furent au nombre de six. Ce n'est que depuis *Yao*, qui commença à régner 2.357 ans avant J.-C., que leur chronologie se trouve parfaitement bien conduite ; ce qui fait remonter l'époque certaine du commencement de l'empire chinois à 4.169 environ du temps auquel nous vivons. Dans cette chronologie, le nom des empereurs, la durée de leur règne, les révolutions, les interrègnes, tout est marqué dans le plus grand détail et avec vérité, et l'on doit y ajouter foi, selon le père Duhalde (ouvrage cité ; t. I, page 263), par les trois raisons suivantes : 1° elle est suivie et bien circonstanciée ; 2° elle est vraisemblable ; 3° elle est appuyée sur plusieurs observations d'éclipses, qu'elle marque et qui se trouvent conformes au calcul des plus savants astronomes de l'Europe ; et surtout sur la fameuse éclipse arrivée sous l'empereur *Tchong-kang*, plus de 3.000 ans avant J.-C. Yao a régné seul soixante-douze ans, et vingt-huit avec Chun, qu'il associa à l'empire. Chun a régné seul cinquante ans. On compte ensuite vingt-deux dynasties, depuis Chun jusqu'au commencement du dix-huitième siècle, époque à laquelle écrivait le père Duhalde (en 1735).

François-Albin Lepage

CHAPITRE PREMIER
De l'origine et des progrès de la médecine, de son exercice à la Chine, et des systèmes des médecins chinois

La nécessité a sans doute été chez les Chinois, comme chez tous les autres peuples, la cause première qui ait introduit la médecine. Partout, en effet, où il y aura des hommes, la médecine naîtra d'elle-même par le désir de soulager ses semblables, quand on les verra tourmentés par les maux inséparables de notre existence. Les Chinois, dit le père Duhalde, ont une infinité de livres d'anciens auteurs qui traitent de la médecine, et s'y sont appliqués dès la naissance de leur empire. Mais c'est à *Hoang-ti*, 3e empereur de la Chine, que les historiens de ce pays attribuent l'honneur de l'invention de la médecine. Suivant eux, c'est ce prince qui le premier examina la nature de l'homme et des éléments, étudia les vertus des plantes, distingua les maladies, et détermina les remèdes qui convenaient à chacune d'elles ; et enfin, rassemblant les recherches faites par son prédécesseur, l'empereur *Chin-nong*, forma la médecine en un corps de doctrine. Malgré la grande quantité d'écrits qu'ils possèdent sur la médecine, les Chinois ne paraissent pourtant avoir que des idées peu exactes sur les différentes parties de cette science, qui est encore dans l'enfance chez eux, et qu'ils n'ont point su perfectionner depuis un si grand nombre de siècles. Mais s'ils n'ont point fait dans cette science les mêmes progrès que les médecins européens, on en trouve une raison bien suffisante dans leur défaut de connaissances en physique et en anatomie, ainsi que dans la croyance où ils sont que la médecine a une liaison très étroite avec les mouvements du ciel. Comment les médecins chinois pourraient-ils avoir des notions exactes sur la structure et l'organisation du corps humain, puisqu'il ne leur est jamais permis d'ouvrir les cadavres ? On sent en effet combien doivent être imparfaites les connaissances que donne l'anatomie des animaux, si l'on se borne à elle seule, et dans combien d'erreurs on doit se trouver entraîné lorsqu'on veut en faire ensuite l'application sur l'homme malade. Ce serait une cruauté, selon leur manière de penser, dit le père Duhalde (tome 2, p. 125), d'ouvrir un cadavre et d'en tirer le cœur et les entrailles pour les enterrer séparément. Les Chinois ont tant de respect pour leurs morts, qu'ils les conservent souvent dans leurs maisons enfermés dans des cercueils enduits en dedans de pois et de bitume et vernissés au dehors. Ils les gardent ainsi plusieurs mois, et quelquefois même des années entières, comme un dépôt précieux, sans que les magistrats puissent les forcer de les inhumer. Mais ce qui paraîtra singulier, d'après ce que nous venons de dire, c'est qu'un règlement de police très bien entendu d'ailleurs, et fondé sur les lois les plus sages de l'hygiène, défend aux Chinois d'enterrer leurs morts dans l'enceinte des villes et dans tous les lieux habités.

Malgré leur peu de connaissances en anatomie, les Chinois ont pourtant des livres qui traitent de cette science. *Fourmont* dit, dans sa grammaire chinoise, que le premier ouvrage chinois sur l'anatomie, qui a pour auteur *Hoâm-ti*, et qui est intitulé *Nui-kim*, fut composé 2.706 ans avant l'ère chrétienne. Il y en a un autre à la bibliothèque impériale, indiqué n° 30, p. 375 de son catalogue imprimé, dont le titre est *Kim*.

Mais il serait bien possible cependant que les Chinois eussent acquis des notions plus précises en anatomie vers le commencement du siècle dernier, sous le règne de *Cang-hi*, l'un des plus grands empereurs de la Chine. C'est lui, en effet, qui a ordonné la traduction de l'*Anatomie* de Dionis en tartare mantchoux, que le père Parennin envoya à M. de Fontenelle en 1723, avec un corps de médecine ; et il paraît d'ailleurs que, malgré le respect pour les morts, on s'est permis quelquefois de faire des ouvertures de cadavres. L'empereur *Cang-hi* se rappelait que, sous la dynastie précédente des *Mim*, on avait ouvert un cadavre, et ne croyait pas qu'avant ce temps cela fût jamais arrivé.

— J'avoue, disait le même empereur à un missionnaire, qu'on peut retirer de grands avantages de la dissection des criminels, surtout si, comme vous me le dites, elle se fait dans des lieux retirés, et seulement en présence des médecins et des chirurgiens ; il faut bien que ces malheureux qui ont fait tant de mal au public pendant leur vie lui soient de quelque utilité après leur mort. (*Lettres édifiantes*, tome 17, p. 548.)

On lit aussi dans les mémoires des missionnaires que, longtemps avant l'ouverture de cadavre dont on vient de parler, un gouverneur de province fit ouvrir le ventre à plusieurs scélérats qui avaient fait mourir de cette manière des femmes enceintes, des filles et des enfants, et qu'il avait chargé des artistes de peindre leurs intestins et autres viscères sons la direction des plus habiles médecins, afin de profiter du supplice de ces malheureux pour éclairer la médecine. Au rapport de Macartney (*Voyage à la Chine*, t. 4, p. 302), il y a des livres et des dessins qui démontrent la structure intérieure du corps humain ; mais ils sont très imparfaits, et peut-être les consulte-t-on moins souvent pour observer la forme et la situation de chaque partie que pour trouver le nom de l'esprit sous la protection duquel elle est placée.

Les relations des missionnaires nous apprennent qu'il y avait autrefois en Chine des écoles impériales de médecine, mais que ces établissements ne subsistent plus, et que les médecins les plus estimés sont à présent ceux qui ont reçu de leurs pères les connaissances qu'ils possèdent. On lit, en effet, dans les *Mémoires* du père Lecomte (page 228 et suiv.), qu'à la Chine tout le monde est libre d'exercer la médecine comme les arts mécaniques, sans aucun examen de doctrine, et sans prendre les grades. Cette licence paraîtra sans doute bien étonnante, si l'on réfléchit aux conséquences funestes qu'elle peut avoir, mais qui deviennent bien moins fâcheuses en raison du peu d'instruction des médecins chinois. Elle a surtout l'inconvénient de multiplier à l'infini le nombre des charlatans ; car cette espèce d'hommes existe à la Chine comme en Europe. Le père Duhalde dit qu'il y a à Pékin des charlatans qui, après avoir examiné la maladie, répondent de vous guérir moyennant une somme qu'on ne leur donne qu'en cas que le succès couronne leur traitement. Il serait à désirer que les charlatans européens, à l'instar de ceux de Pékin, ne se fissent payer qu'après la guérison de leurs malades : on verrait bientôt diminuer le nombre des dupes des prétendus remèdes secrets, et en même temps aussi l'extrême impudence de leurs auteurs.

En comparant avec attention tout ce que les voyageurs nous ont appris sur la médecine des Chinois, on ne voit partout que la répétition des principes les plus ridicules et des théories les plus obscures ; et l'on est fâché de ne trouver que de loin en loin quelques-unes de ces choses qui paraissent dictées par l'expérience ou la raison. Mais, lorsqu'on entreprend d'exposer l'état et les progrès d'une science chez un peuple, on n'est point maître d'augmenter l'intérêt à volonté, et l'on doit, si l'on ne veut point manquer le but, se restreindre dans les bornes de la vérité, et dire les choses comme on les voit, et non point comme on voudrait les voir. Au reste, si les systèmes de médecine imaginés par les Chinois peuvent plutôt amuser par leur bizarrerie que présenter un intérêt réel, nous trouverons par la suite dans quelques pratiques particulières à ces peuples, ainsi que dans la considération de leur climat et de leur manière de vivre, relativement à leur influence sur la santé, la matière de quelques discussions assez intéressantes. Nous exposerons donc d'abord, le plus brièvement qu'il nous sera possible, les principes sur lesquels les médecins chinois ont appuyé tous leurs systèmes ; et nous verrons que, comme la plupart des autres peuples de l'Asie, ils font principalement consister leur science dans une connaissance approfondie du pouls et de toutes ses modifications.

Doctrine des médecins chinois

Les Chinois admettent deux principes naturels de la vie ; la *chaleur vitale* et l'*humide radical*, dont les esprits et le sang sont les véhicules. Ils donnent le nom d'*yang* à la chaleur vitale, et celui d'*yn* à l'humide radical ; et c'est de l'union de ces deux mots qu'ils ont fait le nom de l'homme, qu'ils nomment gin en leur langue. Ces deux principes de vie se trouvent, selon eux, dans toutes les parties principales du corps, dans les membres et dans les viscères, auxquels ils donnent la chaleur et la vie.

Ils ont trois manières de diviser le corps humain ; d'abord en partie droite et gauche ; puis en partie haute, moyenne, et basse ; la haute s'étendant depuis la tête jusqu'à la poitrine ; la moyenne depuis la poitrine jusqu'à l'ombilic ; et la basse depuis l'ombilic jusqu'aux pieds. Enfin ils le divisent encore en tronc, membres et viscères.

Ils supposent que le corps est comme une espèce de luth ou d'instrument harmonique, dont les artères, les veines, les nerfs et les muscles sont les cordes, et rendent des sons divers, selon qu'ils sont plus tendus ou plus lâches ; et ils croient, en outre, que c'est par la différence du pouls que se manifestent ces divers sons.

Les deux principes de vie dont nous avons parlé sont distribués chacun dans six organes, ce qui forme en tout douze sources de la vie. Les organes, dans lesquels réside l'humide radical, sont : trois à gauche, le cœur, la rate et l'un des reins ; et trois à droite, le poumon, le foie, et l'autre rein, qu'ils nomment *la porte de la vie*, parce que, selon eux, c'est le réservoir de la semence. La chaleur vitale est placée dans les petits intestins ou le péricarde, la vésicule du fiel, les uretères, les grands intestins, l'estomac, et la troisième partie du corps.

Après avoir établi ces douze sources de la vie dans le corps de l'homme, les Chinois ont cherché des indices extérieurs qui pussent faire connaître les dispositions intérieures de ces douze parties ; ils ont cru les trouver dans la tête, parce qu'elle est le siège de tous les sens qui font les opérations animales, et ils se figurent des rapports nécessaires entre ces sens et les sources de la vie. Ils ont imaginé que la langue se rapportait au cœur, les narines aux poumons, la bouche à la rate, les oreilles aux reins, et les yeux au foie ; et ils pensent pouvoir tirer de la couleur du visage, des yeux, des narines et des oreilles, du son de la voix, ainsi que des saveurs que la langue ressent ou désire, des conjectures certaines sur l'état du corps, le tempérament, la vie ou la mort des malades.

Nous avons dit quels étaient les organes qui étaient le siège de la chaleur vitale et de l'humide radical. Ces deux principes se répandent par douze voies ou canaux dont les médecins chinois supposent l'existence, et vont se distribuer ainsi dans toutes les parties du corps. Il y a un canal, disent-ils, par où l'humide radical va du cœur aux mains, et c'est par les mêmes routes que le péricarde, qui est uni au cœur, y envoie la chaleur vitale. Le foie envoie l'humide radical aux pieds, et c'est la vésicule du fiel qui y fait couler la chaleur vitale. Les reins envoient l'humide radical, et les uretères la chaleur vitale au côté gauche du corps. Le côté droit reçoit, au contraire, l'humide radical du poumon, et la chaleur vitale des grands intestins. La rate envoie l'humide radical, et l'estomac la chaleur vitale aux pieds etc., etc. C'est ainsi que, suivant la doctrine des médecins chinois, la vie et la vigueur se répandent par tout le corps ; et, pour être savant médecin parmi eux, il faut

CHAPITRE PREMIER

bien connaître les douze sources de la vie. *Cleyer* à la fin d'un ouvrage intitulé *Specimen medicinæ sinicæ*, et *Dujardin*, dans son *Histoire de la chirurgie* (tome I, page 89) ont donné des gravures qui représentent ces divers canaux de communication tels que les Chinois se les figurent. Rien n'est plus bizarre que ces gravures, remarquables seulement par leur singularité.

Apres ces idées sur l'organisation du corps de l'homme, les Chinois s'occupent de la recherche des corps extérieurs qui peuvent exercer leur influence sur l'économie animale. Ces corps sont, selon eux, les éléments, qu'ils réduisent au nombre de cinq, savoir : la terre, les métaux, l'eau, l'air et le feu. Ils regardent le corps humain comme composé de ces éléments, qui s'y trouvent tellement disposés, qu'il y a des parties dans lesquelles l'un d'eux domine plus que les autres. Voici quelles sont leurs principales idées sur les rapports entre les éléments et les différentes parties du corps.

Le feu domine sur le cœur et sur les viscères voisins, et c'est en été qu'on observe des affections du cœur, parce qu'alors c'est le règne de la chaleur. Ces organes ont rapport avec le midi.

Le foie et la vésicule du fiel appartiennent à l'air, et ont rapport avec le levant, d'où naissent les vents ; et c'est au printemps qu'on observe les affections de ces deux parties.

Les reins et les uretères appartiennent à l'eau, et ont rapport au nord ; c'est pourquoi l'hiver est le temps où l'on observe leurs indications.

La rate et l'estomac tiennent de la nature de la terre ; ils regardent vers le milieu du ciel, entre les quatre points cardinaux ; et c'est le troisième mois de chaque saison qui est le temps de leurs indications particulières.

Des théories fondées sur de pareilles analogies ne méritent point un examen plus approfondi, quoiqu'on ne puisse s'empêcher de convenir pourtant qu'on aperçoit quelquefois un fonds de vérité à travers tous ces rapprochements obscurs, comme dans l'empire du feu sur le cœur, et de l'eau sur les reins et les uretères.

Maïs c'est surtout par la différence des battements du pouls que les médecins chinois prétendent découvrir d'une manière infaillible toutes les dispositions des différents systèmes d'organes ; ils admettent des différences de circulation suivant les saisons, et ils ont marqué sur des planches les diverses ondulations du pouls dans les diverses espèces de fièvres. Selon eux, le pouls bat communément quatre fois pendant l'espace d'une inspiration et d'une expiration, et le sang fait six pouces de chemin. En douze heures chinoises (un jour et une nuit), ils comptent treize mille cinq cents respirations ; le chemin du sang pendant un jour sera donc de huit cent dix *tchang*, mesure de dix *tché*, ou pieds, de chacun dix pouces. Or le plus court chemin du sang et des esprits dans le corps humain n'est que de seize *tchang* ; par conséquent le sang fait en un jour et une nuit cinquante fois ce tour (*Dujardin*, ouvr. cit. t. 1, p. 77.)

Toute la science des médecins chinois consiste dans la connaissance du pouls et des propriétés des plantes, ainsi que de certains remèdes dont l'expérience leur a fait constater l'utilité, ou bien auxquels ils attribuent des vertus imaginaires. Ils prétendent connaître par les seuls battements du pouls quelle est la source du mal, et en quel endroit il a son siège, et en effet, dit le père Duhalde, dont la plus grande partie de cet article est tirée (tome 3, page 379)

« les médecins habiles découvrent et prédisent assez juste tous les symptômes d'une maladie ; et l'on ne peut douter, d'après tous les témoignages que l'on en a, que les médecins de la Chine aient acquis en cette matière des connaissances qui ont quelque chose d'extraordinaire et de surprenant.

Les médecins chinois croient que la plupart des maladies sont produites par le froid ou par certains vents malins qui pénètrent dans les muscles, et portent un désordre funeste dans toutes les parties du corps.

Dans les temps les plus reculés, toutes les parties de la médecine étaient exercées à la Chine, comme chez toutes les autres nations, par une seule personne ; et c'était même une loi de *Wacquan*, l'un de leurs médecins, qui vivait il y a environ 2.700 ans. Mais, depuis, leur médecine a été partagée en trois parties ; les remèdes internes sont administrés par les médecins que les Chinois nomment *phando* ; des chirurgiens appelés *gecqua* sont chargés d'appliquer les remèdes externes ; et enfin une troisième classe d'hommes appelés *baksieu-sinkai* s'occupe spécialement des maladies des yeux (*Dujardin*, t. 1, p. 86).

CHAPITRE PREMIER

On ne trouve point de pharmaciens à la Chine ; au lieu de confier à des hommes de cette profession, le soin de la composition des remèdes, la plus grande partie des médecins s'en chargent eux-mêmes. Ils dédaignent le secours des apothicaires, et s'étonnent, disent-ils, que les Européens se reposent du principal soin de leur santé sur des gens qui n'ont aucun intérêt à guérir un malade, et qui ne s'embarrassent guère de la qualité de leurs drogues, pourvu qu'ils trouvent du profit à les vendre. Une telle prévention ne peut venir sans doute que de l'ignorance où sont les Chinois sur la classe d'hommes auxquels ces fonctions sont départies en Europe ; et ce n'est point en effet, lorsqu'il s'agit d'hommes instruits et estimables qu'on doit se livrer à de pareilles craintes.

Lorsqu'ils vont visiter leurs malades, les médecins chinois font porter dans leur chaise, ou par un domestique qui les suit, une armoire à plusieurs layettes, dont chacune est divisée en plus de quarante petits compartiment remplis de racines et de plantes de propriétés différentes, qu'ils administrent selon les besoins des malades. D'autres ne portent point d'armoire avec eux, mais écrivent leurs ordonnances à la manière des Européens, et laissent aux malades le soin de les faire exécuter, soit chez eux, soit chez les droguistes. Le père Duhalde dit même que ces médecins croiraient se déshonorer en fournissant eux-mêmes les remèdes, et qu'ils font ordinairement payer leurs visites plus cher que les autres. Il y a longtemps que l'amour-propre, cette passion dominante, a fait établir en Europe la même distinction. Aussitôt qu'ils arrivent auprès d'un malade, les médecins chinois font placer son bras sur un oreiller ; ils appliquent ensuite les quatre doigts sur l'artère, tantôt mollement, et tantôt avec force ; ils sont très longtemps à examiner les battements et à en démêler les différences presque imperceptibles, et selon que le pouls est moins fréquent ou plus vite, plus uniforme ou moins régulier, plus plein ou plus faible, ils portent un prognostic plus ou moins heureux. Le père Lecomte remarque qu'en tâtant le pouls ils tiennent la main du malade pendant un quart d'heure au moins : tantôt c'est la droite, tantôt la gauche, et quelquefois les deux en même temps ; et prenant enfin le ton prophétique, comme s'ils étaient éclairés par quelque inspiration, ils vous disent gravement, et sans avoir interrogé le malade, où est le siège de la maladie, quelle sera sa durée, sa terminaison, enfin le jour et même l'heure fixe à laquelle les douleurs et tous les symptômes doivent disparaître.

Il paraît certain, dit l'abbé Prévost, dans sa traduction de l'Histoire générale des Voyages, en parlant des mémoire du père Lecomte, que les médecins chinois ont sur cet article des lumières extraordinaires, que l'auteur traite même de merveilleuses. Cependant il faut prendre garde de s'en laisser imposer par leur vain étalage de science ; car ils emploient toutes sortes de moyens pour s'informer secrètement, avant leurs visites, de la situation des malades.

Le père Duhalde dit que les honoraires que les médecins chinois exigent pour leurs visites et pour leurs remèdes sont très modérés. Au rapport de Macartney, les pauvres ne paient les visites que six sous sterlings[1]. Un usage très singulier à la Chine ; c'est qu'un médecin qui a fait une première visite chez un malade n'y retourne jamais, à moins qu'on ne l'envoie chercher de nouveau ; ce qui laisse la liberté de choisir un autre médecin, lorsqu'on n'est point content du premier.

On trouve dans l'ouvrage du même auteur les préceptes suivants, qu'il a traduits d'un médecin chinois, et qui méritent d'être rapportés.

« Si vous entreprenez de traiter quelque maladie, il faut d'abord examiner sa cause, avec tous les symptômes qui ont précédé et qui suivent ; et si vous trouvez qu'aucun des cinq viscères n'est épuisé qu'il n'y ait point de dérèglement dans le pouls, que la vigueur naturelle ne soit point dissipée, par le moyen des remèdes, vous rendrez le malade à la santé. Quand une fois la maladie est formée, des malades que vous traiterez n'espérez pas en guérir plus de la moitié ; mais, lorsque le mal est extrême, il est très difficile d'y apporter remède.

Toutes les fois qu'on examine quelque maladie, il faut avoir égard à l'air, à la couleur et au pouls du malade, aussi bien qu'à ses forces, à l'habitude de sa chair, de ses os, de sa peau, et même à son naturel et à ses passions.

Rien de plus sagement pensé que ces préceptes, qui sont bien dignes de figurer dans nos meilleurs traités de médecine ; mais

---

[1] Environ 12 sous de notre monnaie.

CHAPITRE PREMIER

la proportion dans laquelle, selon l'auteur de ces maximes, on doit s'attendre à perdre ses malades, est loin d'être à l'avantage des docteurs chinois ; car il serait bien peu satisfaisant pour le médecin que son art ne pût jamais sauver que la moitié des malades confiés à ses soins. Selon les médecins chinois, il est plus facile de traiter dix hommes qu'une femme, et dix femmes qu'un enfant.

Un médecin chinois a dit :

« Il y a six sortes de malades qu'on ne saurait guérir : 1° les présomptueux, qui ne veulent point avoir égard à la raison ; 2° les avares, qui ont plus de soin de leur bien que de leur propre corps ; 3° les indigents, à qui les vêtements et la nourriture manquent ; 4° ceux chez qui les principes de vie sont déréglés et ne sont plus en harmonie ; 5° ceux que la faiblesse et la maigreur rendent incapables de supporter aucune espèce de remèdes ; 6° enfin ceux qui ont beaucoup de confiance dans les charlatans, et n'en ont aucune dans les médecins.

Ce passage a quelque chose de piquant par sa singularité.

Les voyageurs ne s'accordent point sur l'existence des hôpitaux à la Chine. M. *Charpentier-Cossigny* (*Voyage à Canton*, Paris, an 7) dit qu'il n'y en a aucun ; mais il est probable qu'il a été induit en erreur par de faux renseignements ; car on lit dans l'histoire de Hyu, l'un des premiers empereurs de la Chine, que ce prince bienfaisant, instruit que les médecins qui donnaient leurs soins aux pauvres malades des campagnes étaient peu habiles et souvent hors d'état de soigner les maladies graves, plaça au centre de six lieues carrées, dans toutes ses provinces, un médecin instruit, destiné spécialement à porter des secours au pauvres malades, et payé à cet effet par le gouvernement, et voulut que le choix ne tombât que sur des hommes également versés dans la médecine et la chirurgie, et fortifiés par six ans de pratique dans les hôpitaux (*Clerc, Histoire d'Hyu-le-Grand et de Confucius* ; Soissons, 1769, in-4°, p. 556). Pourrait-on trop admirer la sagesse d'une telle mesure de la part d'un gouvernement ?

Nous avons déjà observé que les médecins chinois faisaient consister toute leur science dans la connaissance du poids ; aussi est-ce principalement sur ce point qu'ils paraissent avoir fixé toute leur attention. Ils possèdent sur le pouls un traité qu'ils attribuent au médecin *Ouang-chou-ho* (*Cleyer* écrit *Vam-xò-hò*), qui vivait sous la dynastie *Tsin*, c'est-à-dire quelques siècles avant l'ère chrétienne. Le père Hervieu, ancien missionnaire de la Chine, qui a pris la peine de le traduire en notre langue, croit que c'est plutôt une compilation qu'un traité fait par un même auteur. Il paraît, au reste, que c'est l'ouvrage le plus ancien et le plus estimé que les Chinois possèdent sur la médecine. *André Cleyer*, médecin de Hesse-Cassel, et qui avait séjourné à Batavia, a donné de cet ouvrage une traduction latine, publiée à Francfort en 1682, à laquelle il a joint des développements sur le système de médecine des Chinois, et un tableau des médicaments les plus employés à la Chine. Mais il est à regretter que le livre de *Cleyer* soit écrit en général d'une manière aussi obscure[1].

Le traité du pouls est une de ces productions bizarres où l'on ne trouve que par intervalles, au milieu du ridicule assemblage des idées les plus fausses et du détail des pratiques les plus superstitieuses, quelques vues saines et fondées sur l'observation rigoureuse de la nature. On aime à retrouver ainsi quelques lueurs de vérité parmi tant de folles divagations ; mais elles sont ici en trop petit nombre pour que la lecture de l'ouvrage puisse être soutenue avec quelque sorte d'intérêt : Nous nous contenterons donc de noter seulement les endroits les plus saillants, et qui sont le plus faits pour donner une idée exacte de cet ouvrage. Les Chinois se sont abandonnés, dans l'étude de la médecine, aux rêveries de leur imagination, et, voulant tout expliquer, semblables en cela à un grand nombre de médecins de l'Europe, ils ont environné de l'obscurité la plus profonde les objets qu'ils voulaient s'efforcer d'éclaircir. Il est à remarquer, en outre, que ce qui n'a pas peu contribué à empêcher toute espèce de progrès dans la médecine chez les peuples dont nous parlons, c'est la part qu'ils ont donnée à la divination et à l'influence des corps célestes dans la production des phénomènes morbifiques et les issues favorables ou funestes des maladies. En s'appuyant sur des bases aussi mal assurées, quelle solidité peut-on espérer de donner à l'édifice que l'on veut construire ? Aussi, si l'on en

---

1 *Specimen medicinæ sinicæ, sive opucula medica ad mentem sinensium edidit* Andræas Cleyer, Hasso-casselanus, v. m. Licent. socit. Indiæ in nova Batavia archiater, etc. Francofurti, 1682, in-4°.

CHAPITRE PREMIER

excepte quelques connaissances assez exactes sur les signes les plus fâcheux des maladies, résultat nécessaire d'une longue expérience, lors même qu'elle n'est pas éclairée par une observation réfléchie. la médecine des Chinois se bornera à l'empirisme le plus aveugle, tant que des hommes doués d'un esprit plus juste, et dégagés de toute prévention, ne leur feront point connaître la véritable manière d'étudier avec fruit la médecine, en la considérant comme branche d'histoire naturelle, et en se bornant exclusivement aux faits présentés par la nature, et à ce qui est d'observation constante, sans s'embarrasser des explications plus ou moins fausses ou ridicules qu'en ont voulu donner tant d'auteurs.

Analyse du secret du pouls

L'auteur commence ainsi : Si vous voulez connaître les maladies et juger si elles sont mortelles ou non, vous ne pouvez rien faire de mieux que d'examiner le pouls[1]. Il distingue ensuite le pouls des différentes affections ; car chaque maladie à son pouls particulier. Dans les maladies du cœur, on doit consulter le pouls du poignet gauche ; dans celles du foie, c'est aussi de ce côté qu'il faut examiner le pouls ; mais on doit le faire à la jointure du carpe avec le cubitus. Dans les maladies de l'estomac, il faut s'adresser au poignet droit, et dans celles du poumon, il faut tâter le pouls à la jointure du même coté. Dans les maladies des reins, on consulte le pouls au-dessus de la jointure, à l'extrémité du cubitus et du même côté que le rein malade.

Le pouls est susceptible d'une infinité de variations, suivant la différence des saisons, du sexe, de l'âge et de la stature. Chacun de ces états peut être distingué par l'espèce particulière de son pouls.

Chaque saison a son pouls propre ; dans la première et la deuxième lune, temps du règne du bois, le pouls du foie qui répond au bois est *hien*, c'est-à-dire a un mouvement de trémulation longue, tel à peu près que celui des cordes du *tçang* (instrument chinois à treize cordes) ; dans la quatrième et cinquième lune, le pouls du cœur,

---

[1] *Cleyer*, oper. cit., p. 1 : Cupis conjicere perfecte morbos ; vitam et mortem, oportet singillatim pulsuum habere intelligentiam. In sinistra distingues cordis et hepatis rationem ; in dextra examinabis stomachi et pulmonum naturam.

qui répond au feu, est *hong*, c'est-à-dire comme regorgeant ; quant à l'estomac, qui répond à la terre, son pouls, à la fin de chaque saison (à la troisième, sixième, neuvième et douzième lune), doit avoir une lenteur modérée (être *ouan*) ; à la septième et huitième lune, temps du règne du métal, le pouls du poumon, qui y répond, est délié (*siè*), superficiel (*feou*), court (*toan*), et aigre (*sæ*) ; à la dixième et onzième lune, c'est le règne de l'eau, le pouls des reins qui y répond est profond (*tchin*), et délié (*siè*).

Voilà l'état ordinaire du pouls par rapport aux différentes saisons dans un sujet sain. Si le pouls que nous venons d'assigner à chacune des cinq parties nobles, par rapport aux différentes saisons de l'année, se trouve changé en son contraire, la vie est dès lors en danger.

Ces dernières lignes contiennent une vérité de médecine bien constatée ; mais la distinction précédente du pouls suivant les saisons paraîtra sans doute plus arbitraire et hypothétique que réelle et bien fondée.

On lit plus bas :

« Il faut donc bien s'appliquer à connaître les propriétés des différents pouls, savoir en tirer des conclusions ; après quoi, moyennant une suffisante connaissance des drogues, on peut se mêler de médecine.

Viennent ensuite une foule de règles pour prognostiquer par le pouls ; nous allons en rapporter ici quelques-unes, afin d'en donner une idée.

Quand le pouls de la jointure du carpe avec le cubitus est superficiel ou modérément lent, il y a dégoût, perte d'appétit, etc.

Quant au pouls de l'extrémité du cubitus, s'il est glissant chez une femme, il est clair que ses mois ne sont pas réglés ; si c'est un homme, les digestions se font mal dans les dernières voies.

Quand on tâte le pouls d'une femme à l'extrémité du cubitus, et qu'on l'y trouve continuellement glissant (*hoa*), on peut assurer qu'elle est grosse. Si c'est à la main droite que vous tâtez le pouls, et que vous le trouviez en même temps regorgeant, elle est grosse d'une fille ; si c'est à la gauche, elle est grosse d'un garçon ; et enfin, si le pouls se trouve tel en même temps aux deux bras, elle est grosse de deux enfants, etc. etc.

CHAPITRE PREMIER

Si, dans son mouvement, le pouls est dur et coupant, et en même temps fort vite, comme si ses battements étaient autant de coups d'une flèche ou d'une pierre réitérés avec promptitude ; s'il est, au contraire, tout à fait lâche, à peu près comme une corde qui se file ; s'il est picotant comme le bec d'un oiseau, et que tout à coup, ce mouvement s'interrompe ; s'il est rare et semblable à ces gouttes d'eau qui tombent quelquefois par une fente, de sorte qu'il semble pendant quelque temps n'exister plus ; s'il est embarrassé, à peu près comme une grenouille dans l'herbe, en sorte qu'il semble ne pouvoir ni avancer ni reculer ; s'il est frétillant comme un poisson qui se plonge à chaque instant, puis remonte quelquefois assez lentement pour qu'on croie le tenir par la queue, et cependant échappe ; s'il est semblable à l'eau bouillante qui s'agite sans règle sur un grand feu ; hélas ! le meilleur de tous ces pouls ne vaut rien ; le médecin eût-il la science la plus élevée, un tel malade ne relèvera pas de sa maladie ; il faut se résoudre à mourir.

Mais il y a certaines maladies où le malade, sans avoir aucun des pouls que nous venons de marquer, a l'entendement troublé, perd la parole, ou n'a plus qu'un filet de voix ; quelquefois alors on ne peut plus découvrir aucun mouvement du pouls au carpe ou à la jointure. Si cependant, à l'extrémité du cubitus, le pouls est encore sensible, si ses battements ont à peu près la même étendue, et que ce mouvement soit continu pendant quelque temps sans changement irrégulier, quoique le malade paraisse à l'agonie, il n'en mourra pas, ou du moins un bon médecin peut le sauver. C'est le sens d'un ancien texte, qui dit : « L'arbre est sans feuilles, mais la racine vit encore. »

On ne peut pas s'empêcher de remarquer ici avec quelle finesse de tact les médecins chinois reconnaissent les moindres différences dans le pouls, puisqu'ils expriment ces différences par des images dont les nuances sont imperceptibles pour nous. Mais reconnaître chez eux une sagacité particulière dans l'examen du pouls, ce n'est point admettre avec eux la vérité de toutes les applications fausses qu'ils en font dans leur pratique.

Dans un article particulier, l'auteur examine ici la manière de tâter le pouls ; il dit qu'il faut de l'attention et de l'exactitude à examiner et à suivre chacun des pouls ; que le médecin doit être dans un état de corps et d'esprit paisible et sain ; qu'il prend la main gauche, si c'est un homme, et la droite, si c'est une femme, et observe les mouvements de l'artère. Mais le père Duhalde a vu des médecins tâter indifféremment le pouls aux deux bras ; et d'ailleurs ceci implique contradiction avec les principes qui ordonnent de choisir tel ou tel côté, selon l'organe affecté.

Les différentes espèces de pouls se divisent en trois classes ; la première en comprend sept, la seconde huit, et la troisième neuf. L'auteur explique leur nature et détermine leurs indications.

1e classe, qui renferme les sept *piao*, c'est-à-dire les sept pouls externes.

1° Le pouls superficiel, qui dénote des étourdissements.

2° Le pouls creux. — disette de sang.

3° Le pouls glissant, — abondance de phlegme.

4° Le pouls plein, — de la chaleur.

5° Le pouls à longs tremblements (trémulant long), — de la lassitude.

6° Le pouls à tremblements courts, (trémulant court), — des douleurs aiguës.

7° Le pouls regorgeant, — un excès de chaleur.

Voilà les sept *piao* qui sont *yang*, et comme le bon côté d'une étoffe, par rapport aux huit suivant nommés *li*, qui en sont comme le revers, et par conséquent yn[1].

2e classe. Exposition des pouls nommés les huit *li* (c'est-à-dire internes).

1° Le pouls profond, enfoncé, annonce un défaut de liberté dans la respiration.

2° Le pouls petit marque un excès de froid.

3° Le pouls lent, — une sorte de rhumatisme dans la poitrine.

4° Le pouls aigu ou tranchant, — stérilité ou disposition à cet état dans les deux sexes.

5° Le pouls paresseux ou tardif, — défaut de chaleur interne.

6° Le pouls bas, fuyant en bas, — des obstructions dans les vaisseaux sanguins.

---

1 *Yang* et *yn* sont deux termes appliqués par les Chinois dans presque toutes les distinctions de deux choses, dont l'une l'emporte sur l'autre par sa bonté et ses qualités quelconques.

CHAPITRE PREMIER

7° Le pouls doux, mou ou fluide, — des sueurs spontanées et disposition à la phthisie.

8° Le pouls faible, à peine sensible, — un grand épuisement et des douleurs sourdes comme dans les os.

3e classe. Exposition des pouls appelés les neufs *tao*.

1° Le pouls long indique abondance et régularité d'esprits.

2° Le pouls court, — disette ou trouble d'esprits.

3° Le pouls mince, délié comme un cheveu, — abattement d'esprits.

4° Le pouls embarrassé et confiné, — chaleur excessive.

5° Le pouls vide, — perte de sang, frayeur et mouvements convulsifs.

6° Le pouls mobile, — à peu près comme le pouls glissant.

7° Le pouls dur, — perte de semence dans les hommes et de sang dans les femmes.

8° Le pouls un peu lent et changeant, — désordre dans les esprits.

9° Le pouls précipité ou culbutant, — inquiétude, délire, maladie grave.

L'auteur chinois explique la nature de chaque espèce de pouls par des comparaisons qui paraissent fort singulières : il dit, par exemple, que le pouls glissant se fait sentir comme quand on remue des perles sous les doigts ; que le pouls superficiel produit une sensation semblable à celle qu'on éprouve en touchant la peau d'un petit oignon ; que le pouls aigre fait éprouver une sensation pareille à celle d'un couteau qui racle un bambou ; que le pouls, mobile produit le même effet que des pierres que l'on toucherait dans l'eau, etc. Bien plus, chacun des pouls des trois classes précédentes se trouve représenté par une sorte de figure géométrique plus ou moins bizarre, et accompagné de points diversement placés. On peut voir ces figures dans l'ouvrage déjà cité de *Cleyer*.

Les Chinois paraissent aimer beaucoup le nombre sept. Ils reconnaissent dans le pouls, comme nous l'avons fait, sept indications de mort ; il y a ensuite sept avis au médecin qui doit tâter le pouls ; puis les pouls des sept affections, savoir : 1° celui de la joie, qui est d'une lenteur modérée ; 2° celui de la compassion, qui est court ; 3° celui de la tristesse, — aigre ; 4° celui de l'inquiétude rêveuse, — embrouillé ; 5° celui de la crainte, — profond ; 6° celui de la frayeur subite, — agité ; 7° celui de la colère, — serré et précipité. Cette distinction du pouls dans les diverses affections nous paraît renfermer quelque chose d'assez exact.

Les médecins chinois sont remarquables par la précision avec laquelle ils annoncent, dans leurs prognostics, l'instant de la mort du malade. On lit, dans le Traité du pouls, dont une grande partie est consacrée au prognostic, que, quand le mal est dans les poumons, si le pouls aigre, propre à cette partie, est entremêlé d'un certain mouvement léger et court, tel que celui des plumes ou du poil des animaux quand le vent souffle dessus, le malade mourra le lendemain entre neuf heures du matin et une heure après-midi. Si le foie ne fait plus ses fonctions, il faut mourir dans l'espace de huit jours ; si c'est le cœur qui est affecté on ne peut vivre au plus qu'un jour, etc.

Ils ne s'attribuent pas moins d'exactitude dans les prognostics qu'ils fondent sur un certain nombre de battements sans interruption. Suivant la doctrine d'un ancien livre, si, après 40 pulsations, il en manque une, c'est signe qu'une des parties nobles est dénuée d'esprits, et que le malade doit mourir quatre ans après dans le cours du printemps. Tous les auteurs chinois sont persuadés qu'une personne dont le pouls bat cinquante fois sans s'arrêter jouit d'une santé parfaite et d'une excellente constitution ; mais que, s'il s'arrête après 50 pulsations les esprits manquent dans l'une des parties nobles, et la mort est infaillible au bout de cinq ans. S'il s'arrête après 30 battements, il faut s'attendre à mourir trois ans après ; si le pouls du cubitus, du côté droit, après 7 pulsations égales s'enfonce, s'élève, et s'enfonce encore sans se relever de longtemps, le malade a peu d'heures à vivre, etc., etc.

Je rapporterai ici une remarque fort judicieuse de l'abbé Prévost, dans sa traduction de l'Histoire générale des Voyages. Il dit, après avoir extrait du père Duhalde les passages précédents :

« L'exactitude avec laquelle les Chinois s'attachent aux moindres circonstances fait connaître qu'ils ont pris beaucoup de peine pour perfectionner leur système ; mais des explications et des jugements si positifs semblent marquer aussi que c'est moins le fruit de l'expérience qu'une invention des médecins pour en imposer au public.

Au reste, il paraît que les Chinois eux-mêmes trouvent leur méthode pour distinguer les différents pouls si peu facile, qu'ils ne

CHAPITRE PREMIER

se piquent pas beaucoup de la mettre en pratique. On lit en effet, dans le père Duhalde (t. 3, p. 396), que presque aucun médecin chinois n'examine les différentes espèces de pouls ; ils se bornent aux sept pouls externes et aux Huit pouls internes, et encore, même, y en a-t-il beaucoup qui y renoncent, se contentant de juger comme ils peuvent de la maladie par l'élévation ou la profondeur du pouls, sa lenteur ou sa vitesse, etc.

Le même auteur remarque ensuite que le traité du pouls ne paraît être qu'une compilation de divers auteurs, et il se fonde avec raison sur ce que l'on y trouve des répétitions, et dans certains endroits, des explications différentes sur les mêmes termes. Mais ce doute se change bientôt en certitude, si l'on fait attention qu'il se trouve dans quelques articles des passages absolument contradictoires. En effet, l'auteur du traité du pouls, après avoir rapporté les prognostics des maladies des cinq parties nobles, ajoute :

« Mais pour ce qu'on lit dans les livres, qu'une des parties nobles étant privée d'esprits, la mort ne s'ensuit que quatre ans après, au printemps, cela n'est point du tout croyable. Des médecins vulgaires et peu intelligents s'attachent aux livres sans discernement, s'aveuglent eux-mêmes, et trompent le public ; or je ne vois rien de plus méprisable.

On lit encore dans un autre endroit :

« Quelques modernes ont prescrit des règles pour connaître si une femme est grosse d'un garçon ou d'une fille, ou bien de plusieurs garçons ou de plusieurs filles. Je veux bien qu'en suivant leurs préceptes on rencontre quelquefois la vérité, mais alors c'est l'effet du hasard. Pour moi, je ne donne point dans de semblables forfanteries.

Ces passages de critique, insérés dans le texte, prouvent suffisamment que le traité du pouls ne peut être le fruit du travail d'un seul auteur. Il y a donc aussi parmi les Chinois des médecins doués d'un esprit plus juste, et d'un jugement plus sain que ceux du vulgaire, et qui refusent de croire aveuglément tout ce qui est avancé par certains auteurs. Mais ne pourrait-on pas se demander comment il se fait que ces mêmes hommes, qui reconnaissent le ridicule et la fausseté des systèmes de leur nation sur certains points, ne s'aperçoivent pas de ces mêmes défauts dans tous les autres ?

On trouve dans le Traité du pouls des idées assez exactes sur les différences du pouls relativement aux âges et aux sexes.

Chez les vieillards, le pouls est naturellement lent et assez faible ; si le contraire a lieu, c'est un signe de maladie. Dans la vigueur de l'âge, le pouls est naturellement ferme et plein ; et si le contraire a lieu, c'est un mauvais signe. Il y a cependant des exceptions, selon qu'un vieillard est fort et robuste, ou un jeune homme faible et languissant.

Dans l'homme, le pouls du carpe doit toujours être plus fort que celui du cubitus ; et dans la femme, au contraire, le pouls du cubitus doit être plus fort que celui du carpe, etc., etc.

Une seconde partie est consacrée aux considérations du pouls qui marque les affections de chaque organe, comme celui du cœur, du poumon, du foie, etc. ; on y trouve aussi une foule de remarques sur chacun des pouls compris dans les trois classes établies plus haut ; mais toutes ces choses n'offrent que l'obscurité la plus profonde.

La troisième et dernière partie de cet ouvrage est destinée au prognostic. On considère successivement le prognostic par le pouls et le prognostic tiré de l'examen du malade et indépendant de pouls. L'on verra, par quelques passages que nous allons extraire de chaque article, que cette partie renferme des principes exacts et fondés sur l'observation. et que l'expérience a souvent conduit les Chinois vers la vérité, maigre la fausseté de leurs systèmes.

Dans l'hydropisie, quand le pouls est fort et élevé, si l'on ne guérit pas entièrement, du moins on peut espérer vivre encore quelque temps. Mais, s'il est petit, et à peine sensible, il faut prendre congé, la mort n'est pas éloignée.

Dans les pertes de sang, soit par le nez, soit par la bouche, un pouls profond et délié est bon ; un pouls haut, trémulant, fort, marque un danger très grand. Il en est de même dans les grandes blessures.

Dans les maladies causées par un poison, le pouls fort et regorgeant est bon ; s'il se trouve petit et délié, le danger est très grand, surtout quand il survient un vomissement de sang, car il est très difficile de l'arrêter entièrement, et le plus souvent la mort s'ensuit, etc., etc.

CHAPITRE PREMIER

Si les yeux deviennent jaunes à l'intérieur, et que cette couleur gagne jusqu'au nez et à la bouche, c'est un mauvais signe ; l'estomac souffre de l'intempérie humide du foie.

Si les yeux deviennent troubles, que les dents se cassent et se noircissent, ou que, le visage étant d'une blanc pâle, les yeux se teignent en noir, ce sont autant de mauvais signes.

Quand le malade ouvre la bouche, et ne peut la refermer, qu'il y a expiration forte et presque point d'inspiration, c'est un homme mort.

Lorsque le malade a le dos roide et sans mouvement, les yeux fixes et comme immobiles, regardant seulement vers un seul endroit, que les lèvres sont sèches et comme brûlées, le visage enflé, bleuâtre ou noir, le mal est bien dangereux, et le malade aura bien de la peine à guérir. Si, de plus, il y a délire, mouvements inquiets et convulsifs, suivis de la perte de la parole et accompagnés d'une certaine odeur cadavéreuse, le malade est désespéré.

Quand les lignes de la paume des mains sont effacées, le malade a peu à vivre.

Quand les ongles des mains et des pieds deviennent noirâtres, que le malade est impatient et dit des injures à tout le monde, que les membres perdent leur souplesse, le malade aura peine à passer neuf jours ; mais si, de plus, les cheveux se hérissent, si le malade cherche ses habits en tâtonnant, et parle de mort, elle est en effet très proche, etc., etc.[1]

Viennent ensuite des prognostics pour les maladies des cinq parties nobles : le foie, le cœur, l'estomac, le poumon et les reins ; mais on n'y trouve rien que de très obscur.

On trouve enfin dans le traité du pouls quelques prognostics pour les femmes on couche.

Quand la femme en couche sent dans le corps une pesanteur extraordinaire, qu'elle éprouve tantôt du frisson, tantôt de la chaleur, que le dessous de la langue est chaud, tandis que le dessus est froid, l'enfant est mort ou va mourir, et la mère meurt sans accoucher.

---

[1] On ne peut point méconnaître dans cet article, et dans quelques-uns des précédents, les symptômes des fièvres de mauvais caractère, adynamiques et ataxiques (Putrides et malignes.)

Si le visage est rouge et la langue violette, la femme accouche ordinairement d'un enfant mort sans en mourir ; mais quand elle a la bouche et les lèvres violettes, et que la bouche écume, elle meurt avec son fruit. Si elle a le visage violet, mais la langue rouge, et qu'en même temps la bouche soit écumeuse, l'enfant vient vivant, et la mère meurt, etc., etc.

En voilà trop sans doute sur une matière aussi obscure que l'est le traité du pouls, dont nous venons de faire l'analyse ; mais il était difficile de donner une idée suffisante de cet ouvrage, sans en marquer les principales divisions, et sans rapporter quelques-uns des passages les plus saillants de chaque article ; et l'on se trouve souvent ainsi dans l'alternative embarrassante de n'en pas dire assez pour instruire suffisamment le lecteur, ou de l'ennuyer en en disant trop. Au reste, nous avons cru devoir nous étendre d'autant plus volontiers sur ce traité, que c'est le livre qui paraît être le plus généralement estimé des médecins chinois. Il est bien fait mention, dans les différents voyageurs que nous avons consultés, de plusieurs traités *ex professo* sur la médecine ou sur la pathologie proprement dite. On lit même dans les mémoires des missionnaires que ces traités sont en grand nombre ; mais on ne donne point de renseignements ultérieurs à ce sujet ; et il paraît que ces ouvrages sont trop volumineux, ou ont paru trop obscurs à des personnes étrangères à la médecine, pour qu'on ait pris la peine de les traduire. Voici ce que dit à ce sujet dans un mémoire, l'un des missionnaires de Pékin :

« Quant aux livres chinois écrits sur la médecine, nous avons remarqué que la plupart des grandes compilations étaient faites avec beaucoup d'ordre et de méthode... La partie qui regarde les enfants et les vieillards nous a paru bien curieuse et remplie d'observations.

Mais le même auteur nous apprend que les Chinois ont traduit, à diverses époques, les livres de médecine qui pouvaient leur parvenir de l'Europe ; ce qui jette beaucoup d'incertitude sur l'histoire de leur médecine, puisqu'il est très difficile de pouvoir distinguer ce qui leur appartient exclusivement de ce qu'ils ont emprunté des Européens. Nous avons dit plus haut qu'ils avaient fait une traduction des œuvres de *Dionis*.

CHAPITRE PREMIER

Les Chinois se sont grossièrement trompés dans leur manière d'envisager les maladies ; car, en renversant l'ordre des choses, ils ont constamment pris l'accessoire pour le principal ; et, regardant le pouls comme la source unique de toutes les connaissances, ils ont considéré ensuite, comme des choses purement secondaires, les symptômes les plus saillants de chaque maladie : toute leur doctrine médicale se trouve donc fondue, pour ainsi dire, dans les diverses parties de leur système du pouls ; de sorte qu'ils ne s'occupent que très superficiellement de ce qui devrait faire l'objet principal de leur étude. On juge d'après cela quelles idées peu exactes ils doivent avoir de la plupart des maladies, et à combien de fausses applications doivent donner lieu, dans la pratique, les préventions sur lesquelles ils s'appuient pour établir leur diagnostic. Voila du moins quels seraient les inconvénients de tous ces faux principes, si l'on y attachait trop d'importance. Mais, comme nous l'avons déjà fait remarquer, les médecins chinois ne paraissent pas s'astreindre beaucoup à leurs règles bizarres ; et il est à croire même que ceux d'entre qui sont doués du simple bon sens, laissant croire au vulgaire toutes les absurdités qu'on trouve dans leurs anciens livres, se bornent, dans l'exercice de la médecine, à observer les principaux phénomènes des maladies, et à leur apporter les remèdes que l'expérience leur a montré pouvoir être utiles. Alors la médecine chinoise, quoique entourée d'une apparence de sortilège ou de divination, se réduirait à une pratique peu éclairée sans doute, mais au moins fondée sur l'expérience.

On trouve, dans les tomes 13 et 15 des mémoires sur la Chine par les missionnaires de Pékin[1], les extraits de deux lettres de M. Amiot, correspondant de l'académie des Inscriptions et Belles-Lettres, et missionnaire apostolique à Pékin, dans lesquelles il rapporte les réponses d'un médecin chinois à différentes questions de médecine proposées par un médecin européen. Nous avons pensé qu'il ne serait pas inutile de reproduire ici une partie de ces lettres qui présenteront d'autant plus d'intérêt, qu'on entendra un médecin chinois s'expliquer lui-même sur sa doctrine, et que ce médecin parlait dans un temps qui n'est pas encore très éloigné

---

1 *Mémoires concernant l'histoire, les sciences, les arts, les mœurs, les usages des Chinois*, etc. par les missionnaires de Pékin, Paris, 1791.

du nôtre. D'ailleurs les lettres dont il est question traitent des principales divisions du pouls ; et cette matière y est exposée avec tant de clarté, qu'elle peut infiniment mieux donner une idée du système du pouls chez les Chinois, que tout ce qu'on trouve dans le secret du pouls dont nous avons parlé plus haut : on y trouvera en outre l'exposition de la doctrine des Chinois sur les crises.

M. Amiot dit à son correspondant :

« Ne voulant pas me hasarder à balbutier sur un sujet que je n'entends pas, j'ai eu recours à un médecin chinois, et, le mémoire à la main, je lui ai fait, l'une après l'autre, les interrogations qui y sont contenues ; je les remets ici sous vos yeux, en y ajoutant les réponses.

Les Chinois sont-ils toujours versés dans la connaissance du pouls ?

R. Cette connaissance a toujours été l'objet principal de nos études depuis qu'il y a des médecins en Chine, c'est-à-dire, depuis plus de quatre mille ans et il est à présumer que nous y avons fait quelques progrès, puisque nous devinons le plus souvent, chez un malade même qui ne saurait s'exprimer, quelle est la partie qui souffre, etc.

Les principales divisions du pouls sont-elle toujours les mêmes ; les sept piao, les huit li, et les neuf tao ?

R. Ces divisions sont fondées sur la nature, d'après des observations sans nombre et souvent renouvelées ; et comme la nature n'a pas changé, ces divisions sont restées les mêmes.

Dans les maladies, les médecins chinois savent-ils reconnaître les crises et les prédire par le pouls, le terme de crise ne se trouvant pas dans les livres de médecine que j'ai lus ?

R. Si le mot *crise* ne se trouve point dans les livres européens qui parlent de la médecine chinoise, l'équivalent doit s'y trouver. Cet équivalent est le mot *pien*, qui signifie changement de mal en bien ou de bien en mal. Nous connaissons que ce changement aura bientôt lieu par celui que nous observons dans les battements du pouls. Notre première attention est de bien placer nos doigts sur l'artère, afin de pouvoir distinguer facilement la différence des trois pulsations qui se font sur les trois parties de l'artère que nous touchons. La première de ces parties, c'est-à-dire celle qui est plus près du poignet, se nomme *tchun* ; celle qui vient après, *koan* ; et la troisième, *tché*. Après avoir touché en même temps et d'une manière égale le corps entier de l'artère avec les trois doigts, de façon que l'index touche le *tchun*, le médius le *koan*, et l'annulaire le *tché*, et nous être assurés en général de l'état du pouls, nous touchons l'une après l'autre les trois parties de l'artère, et nous observons attentivement les pulsations dans chacune d'elles en particulier ; d'abord en appuyant légèrement, puis en pressant un peu, et enfin en pressant fort et par élan comme si l'on voulait faire ressort. Après cette dernière observation, nous en faisons une autre de laquelle dépend le jugement que nous portons tant sur la venue et la proximité d'une crise que sur sa nature.

Nous jugeons que la crise va bientôt se déclarer par la variation des battements qui se font sur l'artère de l'un et de l'autre bras, par l'inquiétude du malade, par la couleur de son visage, par la différence que nous observons sur sa langue et dans ses yeux, et surtout par l'irrégularité des pulsations dans les trois parties d'une même artère ou d'un même pouls, etc. Si, depuis notre dernière visite, nous trouvons que le malade ait une couleur plus plombée, les yeux plus ternes, la langue plus sèche ; s'il est plus altéré ; s'il sent, de la douleur dans l'épine du dos, depuis la nuque jusqu'à la dernière des vertèbres, ou seulement dans quelqu'une des vertèbres ; si la respiration est gênée ; s'il souffre du malaise dans les membres ; *si les pulsations de la partie de l'artère, que nous nommons* koan, *sont plus profondes, plus faibles, plus irrégulières que celles des parties* tchun *et* tché ; *si le malade sue, mais qu'il ne rende qu'une sueur chaude et ordinaire ; si les pulsations de l'artère sont différentes entre elles et ne s'accordent pas dans l'un et l'autre bras,* etc. ; *la crise est ou sera mauvaise, ou tout au moins inutile* ; et alors nous tremblons pour les suites. Si, au contraire, on ne remarque aucun de ces phénomènes ; que les pulsations de l'artère soient les mêmes dans l'un et l'autre bras ; que les pulsations de la partie *koan* soient en tout semblables à celles des deux autres, quelle que soit leur altération, pourvu que cette altération soit la même dans les trois parties de l'artère de l'un et de l'autre bras, nous espérons une crise salutaire, etc. Mais, si à tous ces signes il s'ajoute celui d'une sueur fraîche, nous regardons notre malade comme hors de danger, et il arrive rarement que nous nous trompions, etc., etc. Voilà ma réponse générale à la question que vous m'ayez faite de la part de votre savant médecin européen, qui probablement en sait plus que nous sur cette matière, etc.

À quelles parties du corps faites-vous répondre chacune des trois touches du pouls ?

R. Dans le bras gauche, le *tchun* répond au cœur et à ce que nous appelons les petits intestins ; le *koan* répond au foie et à la vésicule du fiel, et le *tché* répond aux parties de la génération dans les hommes. Dans le bras droit, le *tchun* répond au poumon et aux grands intestins ; le *koan*, à l'estomac, et le *tché*, aux reins, dans les hommes. Ce qui est dit du bras gauche pour les hommes, s'applique au bras droit pour les femmes ; et ce qui est dit du bras droit pour les hommes s'applique au bras gauche pour les femmes.

En général, le *tchun* répond à la partie supérieure du corps jusqu'au cœur, inclusivement ; le *koan*, à la partie moyenne, depuis le cœur jusqu'à l'ombilic ; et le tché à la partie inférieure, depuis l'ombilic jusqu'aux pieds, dans les deux sexes.

Pour ce qui est, dit encore le médecin chinois, de la description exacte et détaillée de cette maladie à laquelle votre savant médecin croit que nous donnons le nom de *fièvre maligne*, il n'est pas possible de le satisfaire, à moins que vous ne voulussiez traduire les ouvrages volumineux qui traitent ce sujet à fond. Au reste, le nom de *fièvre maligne* n'est affecté chez nous qu'à l'une des trois cent quatre-vingt-dix-sept branches de la maladie que nous appelons du nom général de *chang-han-ping*. Jugez par là s'il est facile de vous en faire une description exacte et détaillée, telle qu'on la demande, etc.

Il faut, disait le même médecin à M. Amiot, que votre médecin européen soit très habile, puisqu'il n'est pas présomptueux, et qu'il pense qu'on peut trouver, chez les peuples étrangers, des lumières capables de l'éclairer encore sur son art. Je souhaiterais de tout mon cœur que ses occupations, les vôtres et les miennes, nous permissent une correspondance suivie : je m'y livrerais avec le plus grand plaisir, persuadé qu'elle tournerait à l'avantage de la science, et qu'elle contribuerait au soulagement de l'humanité souffrante dans l'exercice habituel de notre profession.

Les extraits des lettres qu'on vient de lire font à la fois l'éloge de l'esprit et du cœur du médecin qu'on y entend parler, puisque, sans attacher trop d'importance aux préjugés de son pays, il convient de la supériorité des médecins d'Europe, et des lumières qu'on pourrait tirer de leur correspondance, en même temps qu'il témoigne l'intérêt le plus vif pour son art et pour le soulagement de l'humanité. Ses réponses contiennent des notions claires et précises sur les trois espèces de pouls, distingués par les Chinois, et sur la manière de les examiner et de les comparer. On y apprend, en outre, qu'ils ont des idées fort justes sur les crises bonnes ou mauvaises ; et il faut convenir qu'ils peuvent avoir, à cet égard, des connaissances aussi étendues que les nôtres, puisqu'ils les tirent comme nous des véritables principes qui peuvent éclairer sur cette matière ; je veux dire l'état du pouls et l'ensemble des symptômes que présente le malade.

On sait que les crises de plusieurs maladies peuvent se faire par les urines, et que, par conséquent, les qualités de ce liquide, comme sa couleur, sa consistance, sa transparence, etc., servent souvent d'indices pour prévoir et annoncer ces crises. Mais il paraît que les médecins chinois n'ont point fait attention à ces phénomènes, ou bien qu'ils les regardent comme insignifiants ; puisqu'au rapport de Navarette (*Description de la Chine*, p. 54), ils n'examinent jamais l'urine des malades.

M. Amiot, après avoir exposé les réponses de son médecin, prend de là occasion de faire quelques réflexions qui nous ont paru très justes sur les lumières qu'on pourrait tirer d'une étude approfondie de la médecine des Chinois.

« La seule expérience, dit-il, doit avoir découvert à ce peuple, qui cultive la médecine depuis plus de quarante siècles, une foule de petits sentiers que la théorie ne saurait d'elle-même indiquer, fût-elle fondée sur les meilleurs principes. Depuis les temps les plus reculés jusqu'à celui où nous vivons, en Chine comme ailleurs, il y a toujours eu des maladies ; mais en Chine plus qu'ailleurs il y a toujours eu une classe d'hommes spécialement dévoués à la noble profession, qui a pour objet la guérison de ces maladies. *Chin-nong*, le premier médecin chinois et empereur en même temps, vivait bien longtemps ayant Esculape et son instituteur le centaure Chiron... Je conclus donc que ce qu'une nation réfléchie et savante a écrit sur un art dont elle fait son étude depuis tant de siècles doit être une source abondante où l'on peut puiser les connaissances les plus précieuses pour la perfection de ce même art. Il ne manque

que quelqu'un qui veuille et sache y puiser, etc.

On vient de voir précédemment que les Chinois distinguaient trois touches ou trois pouls particuliers dans chaque artère, et que ces trois touches étaient en rapport avec les régions supérieure, moyenne et inférieure du corps. Or n'est-il pas digne de remarque que c'est absolument ce même système qui a été reproduit par *Bordeu* dans ses recherches sur le pouls ? Cet auteur reconnaît en effet le pouls de la région supérieure et celui de la région inférieure, et traite ensuite de la combinaison des divers pouls comme le font les Chinois. Il a bien senti lui-même qu'on pourrait lui reprocher de n'avoir fait qu'emprunter sa théorie, puisqu'il avertit dans son discours préliminaire qu'elle ressemble à celle des Chinois et de *Galien*. Ce dernier, dans son traité du pouls, admet un pouls *formicans* (semblable à la marche des fourmis), des pouls *myures* (qui vont en diminuant comme la queue d'un rat), et un pouls *capricans* (qui imite les sauts d'une chèvre). Mais *Bordeu* convient d'ailleurs que c'est la considération des pouls particuliers que les Chinois reconnaissent pour le foie, et les autres parties nobles qui lui ont donné l'idée de faire des recherches sur cette matière. (Bordeu, *Recherches sur le pouls*, t. 1, p. 112, deuxième édition, 1768.)

Les Chinois paraissent s'être occupés d'une manière toute particulière de la petite vérole. On peut lire avec intérêt dans les mémoires sur ces peuples (tome 4, p. 392), l'extrait d'un traité analytique sur la maladie dont nous parlons, publié vers la fin du dix-huitième siècle de notre ère, par les médecins du collège impérial de médecine de Pékin. Ce traité intitulé *Teou-tchin-sin-fa*, ou Traité du cœur sur la petite vérole, fait partie d'une grande collection de médecine imprimée au palais. La petite vérole est connue en Chine depuis plus de trois mille ans ; on raconte qu'elle n'était pas dangereuse dans la haute antiquité, et qu'il était rare qu'elle fût mortelle. Ce n'est, dit-on, qu'après la décadence de l'ancien gouvernement qui renversa tout dans les mœurs et dans la manière de vivre comme dans l'administration publique, que cette maladie acquit une malignité qui s'annonça par tous les signes les plus funestes, et ravagea souvent des provinces entières. C'est aussi à cette époque, s'il faut en croire les auteurs du mémoire[1],

---

1 Ce mémoire paraît avoir été envoyé de Pékin par les deux Chinois qui vinrent

vers la fin du dixième siècle, qu'un médecin imagina l'inoculation pour le petit-fils d'un prince appelé *Tching-siang*. Les nombreux succès qu'elle eut d'abord, firent croire quelque temps que tous les désastres causés par cette maladie allaient finir ; mais cette opinion consolante ne put se soutenir au-delà d'un demi-siècle, et les petites véroles épidémiques ont détruit tous les raisonnements et tous les systèmes. En 1767, la petite vérole se répandit, en peu de jours, dans la ville de Pékin, et enleva, en quelques mois, plus de cent mille enfants, malgré tous les secours de la médecine. Nous verrons plus tard, en parlant de quelques pratiques des Chinois, qu'ils ont plusieurs manières de faire l'inoculation. Le grand nombre d'idées justes et d'observations exactes que renferme l'extrait dont il est ici question, et la méthode avec laquelle il est écrit, nous engagent à en exposer succinctement les idées sommaires. C'est une occasion favorable de voir de quelle manière les Chinois envisagent les maladies, et comment ils en font des descriptions particulières. À juger de leurs connaissances en général d'après celles qu'ils manifestent dans la petite vérole, et c'est peut-être ce qui doit être fait, on ne serait plus en droit de les accuser d'ignorance en médecine.

Les médecins chinois font remonter l'époque de l'apparition de la petite vérole, en Chine, à 1.122 ans avant J.-C. (Dynastie des Tcheou). Ils nomment cette maladie *tai-tou* (venin du sein maternel) ; et ils avouent qu'on ne peut donner aucune explication de sa nature, de sa cause, de sa manière d'agir. Ils observent qu'elle ne se développe pas en Tartarie ; que les pays tempérés sont ceux où elle fait le plus de ravage ; que sa malignité devient plus grande d'un siècle à l'autre ; qu'elle est beaucoup augmentée par les maladies vénériennes des parents ; et ils la nomment, à ce propos, le *thermomètre des mœurs* ; mais ce n'est là qu'une exagération. Sa cause déterminante peut être une altération de l'air ou des aliments, un saisissement de crainte, le froid d'un vent piquant qui réveille
en France faire leurs études, et s'instruire dans toutes les sciences de l'Europe, vers le milieu du dix-huitième siècle. On sait qu'en retournant dans leur patrie en 1766, remplis de science et comblés de bienfaits, ils s'engagèrent à entretenir une correspondance qui pût faire connaître en France l'état des sciences et des arts à la Chine. Ils tinrent leur parole, en effet, et on leur doit plusieurs des mémoires qui composent la collection dont nous avons extrait celui-ci. Voyez la notice sur ces deux hommes intéressants au commencement du premier volume de l'ouvrage. L'un d'eux, nommé Ko, se fit jésuite à son arrivée à Pékin.

François-Albin Lepage

l'activité de son levain, etc. Le levain variolique peut avoir son siège dans différents organes, comme dans le foie, le cœur, l'estomac, etc. Voila bien ici des idées systématiques ; mais qu'importe que les médecins chinois placent dans tel ou tel endroit le siège de la maladie, pourvu qu'ils en reconnaissent bien tous les symptômes, tous les accidents, et qu'ils y apportent les remèdes convenables ? Tant il est vrai que la médecine-pratique forme, pour ainsi dire, une science à part et indépendante de la médecine de spéculation qui veut tout expliquer, tandis que l'autre ne cherche qu'à guérir, et y parvient souvent sans s'inquiéter du comment ?... On parle ensuite des symptômes de la petite vérole, et l'on indique très bien le frisson, la chaleur, la difficulté de respirer, le gonflement des yeux, les nausées, le vomissement, le mal de gorge, la diarrhée ou la constipation, etc., etc. On distingue six périodes dans la maladie : la fièvre qui la précède, l'éruption des boutons, leur accroissement, leur suppuration, leur aplatissement ; enfin la formation et la chute des croûtes. Le danger de la maladie dépend des qualités des boutons et des dispositions du malade, de son état de faiblesse ou de vigueur.

Les Chinois multiplient à l'infini les variétés de la petite vérole. Ils en reconnaissent jusqu'à quarante-deux ; et les caractères de ces variétés sont pris, tantôt du lieu où les boutons sont en plus grand nombre, tantôt de la forme des boutons, ou bien encore de leur disposition réciproque. C'est ainsi qu'ils distinguent la petite vérole autour des yeux, celle autour du nez, etc. ; la petite-vérole en œufs de vers à soie, en vessies de sang ou d'eau, en pièce de monnaie, etc. ; celle en collier de perles, en monceaux de sable ; celle à cercle rouge ; celle sans cercle ; celle à grains aplatis, violets ou noir, etc. Ils font des remarques très justes sur les différentes indications fournies par l'état des boutons, sur la mauvaise nature de ceux qui sont pâles et affaissés, de ceux qui deviennent violets ou noirâtres, ainsi que sur le danger qui accompagne la rentrée de l'éruption, et les précautions à prendre pour aider la nature à pousser la matière morbifique au dehors. Le livre, dont il est question, traite encore des accidents qui accompagnent plus ou moins souvent la petite vérole, et commence par la chaleur et la fièvre qui en sont inséparables. On y parle ensuite des remèdes qui conviennent dans chacune des périodes indiquées plus haut ; puis on donne les moyens de remédier aux divers accidents, tels que la douleur de tête, le délire, la respiration difficile, la salivation, la toux, le mal de gorge, la diarrhée, l'abattement, etc. Enfin on traite des accidents qui suivent la petite vérole, et l'on observe fort bien que ces accidents sont des ulcères qui se forment en divers endroits ; des maux d'yeux, de gencives, une toux sèche, d'autres maladies de la peau, etc., après quoi l'on passe à l'inoculation. Cette opération, disent les médecine chinois, ne doit être pratiquée qu'au printemps ou en automne, et encore faut-il avoir égard à l'état du ciel : car la petite vérole demande un air qui ne soit ni froid, ni chaud. Le 5 et le 9 de la première lune sont des jours heureux pour inoculer. On rencontre souvent ainsi des traces de superstition, au milieu des idées les plus raisonnables, Les auteurs du traité de la petite vérole entrent dans de longs détails sur les précautions à prendre avant l'inoculation, et ils défendent expressément d'inoculer les enfants faibles et délicats ; ceux qui sont encore à la mamelle, ou qui viennent d'être sevrés ; ceux qui sont affectés de quelques vices ou de maladies organiques. Le choix des grains qui servent à inoculer est essentiel ; ils doivent être pris sur un enfant sain et qui ait été attaqué de la maladie dans un temps favorable. Après avoir détaché les croûtes ; on les fait sécher et on les conserve dans un vase de porcelaine hermétiquement fermé, au moyen d'un papier collé sur la jointure du couvercle. Les médecins chinois disent que la crise la plus redoutable dans la petite vérole est celle de la suppuration, et qu'il faut la plus grande attention alors pour se décider à donner des échauffants ou des rafraîchissants. Ne sont-ce pas là aussi les deux classes de remèdes que les médecins d'Europe ont tour à tour opposés à la petite vérole, et qui ont été l'objet de tant de controverses et de tant de disputes vers la fin du siècle dernier ?

On ne peut point douter, d'après tout ce qui précède, que les Chinois n'aient une connaissance parfaite de la petite vérole, puisqu'ils décrivent avec un soin, qui va jusqu'à la minutie, ses symptômes, sa marche, ses variétés, ses accidents, et le traitement qui convient dans chacune de ses périodes. Les nombreuses espèces qu'ils reconnaissent, quoique fondées sur des particularités qui ne méritent point d'être regardées comme des caractères distinctifs, n'en prouvent pas moins toujours qu'ils mettent une attention scrupuleuse à observer les moindres nuances des maladies.

François-Albin Lepage

Or cette attention, cette exactitude que nous trouvons dans l'histoire de la petite vérole, n'est-il pas à croire qu'ils la portent aussi dans celle de toutes les autres maladies ? car le même esprit qui les a guidés ici, a dû nécessairement les diriger encore dans tous les autres sentiers de la science ; et il est très vraisemblable qu'en compulsant les nombreux ouvrages qu'ils ont écrits sur la médecine, on trouverait des descriptions de toutes les maladies très détaillées, et d'autant plus exactes, qu'elles doivent être le résultat de plus de quarante siècles d'observation. S'il en est ainsi, peut-on, je le demande, accuser d'ignorance les médecins chinois ? Et nous trouvons encore ici la preuve que les théories les plus fausses n'entraînent pas toujours dans autant d'inconvénients qu'on pourrait le croire, quand pourtant on ne s'aveugle pas jusqu'à abandonner les règles tracées par l'expérience pour suivre celles qui sont les conséquences des principes imaginaires qu'on s'est forgés. Cette assertion semblerait d'abord un paradoxe, si l'on ne faisait attention qu'il y a une grande différence, entre vouloir expliquer la nature d'une maladie, et chercher à la guérir. Combien de médecins par exemple, ne se sont-ils point tourmenté l'esprit pour découvrir la nature intime de la fièvre ? Et, malgré toutes les idées fausses qui ont été émises a ce sujet, en est-on moins heureux dans le traitement de cette maladie, toutes les fois qu'on la combat par le quinquina ou les autres moyens appropriés ? Voici donc, à ce qu'il nous semble, l'idée qu'on peut se faire des médecins chinois, d'après tout ce qui a été écrit sur cet objet ; toutes leurs théories sont très fausses, très absurdes ; mais leur expérience est très longue, et par conséquent très éclairée, leurs observations très exactes ; d'où l'on peut conclure, avec vraisemblance, que leur pratique doit être souvent heureuse.

Cleyer (Op. cit. p. 73) dit, en parlant de la chirurgie à la Chine : *Ad chirurgiam quod attinet, habet Sina hujus artis peritos imprimis quos Vay-ko appellant, qui vulneribus per emplastra medentur ac pulveres, doloribus etiam pro lotiones et unctiones*, etc. Mais il ne paraît point cependant que les chirurgiens chinois soient aussi habiles que le prétend *Cleyer* ; et l'on est forcé de convenir avec *Dujardin* (*op. cit.* t. 1, p. 86) que des hommes qui regardent la cataracte comme incurable ne font pas preuve d'une grande habileté dans leur art.

CHAPITRE PREMIER

Dans la cure des hernies, dit le même auteur (ibid.), on fait rentrer les parties échappées avec les mains frottées d'huile, mais sans art ni méthode ; ensuite on lave la partie malade avec le suc de gin-seng et celui d'une plante appelée keou-ki ; on fait manger au malade du riz cuit à l'eau en consistance de bouillie claire, où l'on fait bouillir des rognons de mouton ; et, ce qu'on ne croira pas facilement, le malade est guéri, dit-on, en dix jours.

Presque toute la chirurgie des Chinois se réduit à quelques topiques, à la piqûre avec des aiguilles, à l'application du moxa et à celle d'aiguilles brûlantes ou de boutons de feu. Aussi un Chinois à qui un Européen faisait le détail de nos opérations de chirurgie lui répondit :

— On vous taille en Europe avec le fer ; ici nous sommes martyrisés avec le feu, et il n'y a pas d'apparence que cette mode passe jamais, parce que les médecins ne sentent pas le mal qu'ils font aux malades et qu'ils ne sont pas moins payés pour nous tourmenter que pour nous guérir. (*Hist. gén. des Voy.*, t. 8, p. 43.)

Les Chinois appliquent des végétaux sur les tumeurs de quelque nature qu'elles soient ; ils n'ont aucune idée de leur terminaison, Lorsqu'elles tendent à la suppuration, et qu'il s'est déjà fait une ouverture, ils l'agrandissent avec de très mauvais instruments, comme le prouve le fait suivant, extrait des *Lettres édifiantes* (t. 13, p. 18). Vers l'année 1710, le père Martin eut deux grosses tumeurs, l'une à la poitrine et l'autre à l'épaule. On y appliqua pendant huit à dix jours des ognons cuits sous la cendre ; elles vinrent à suppuration, et quand il fallut les ouvrir, il se trouva qu'un mauvais canif, tout émoussé qu'il était, fut encore meilleur pour cette opération que tous les instruments d'un chirurgien chinois, qui passait cependant pour très habile dans le traitement de ces sortes de maladies.

Quelle idée peut-on se faire de la chirurgie chinoise, lorsqu'on lit dans le voyage de Macartney (t. 3, p. 315) que le colao, l'un des principaux Chinois qui accompagnaient le lord Macartney dans une promenade, ayant été attaqué de violentes douleurs aux articulations, avec une tumeur considérable vers l'anneau inguinal, le chirurgien chinois voulait, sous prétexte de chasser une vapeur maligne, enfoncer ses aiguilles d'or dans cette tumeur herniaire ? Mais comme il avait déjà piqué sans succès les articulations, et que les douleurs continuaient toujours, le colao fit prier le lord Macartney de lui envoyer son médecin (le docteur *Gillan*), qui ne fut point de l'avis du chirurgien chinois, et préserva ainsi le malade des accidents les plus graves. Pour se conformer aux préjugés du pays, et pour ne pas choquer le malade et les médecins, il tâta le pouls aux deux bras avec beaucoup de gravité et pendant longtemps. Il exposa ensuite sa doctrine et son opinion sur la maladie. Les médecins chinois furent très déconcertés et très embarrassés par les observations qu'il leur fit ; ils ne pouvaient comprendre qu'au moyen de la circulation du sang, quand on connaissait l'état ou le pouls d'un artère, on connaissait également celui de toutes les autres ; et ils furent bien surpris de voir qu'en mettant l'index de la main droite sur l'artère du bras gauche, et l'index de la main gauche sur celle du pied droit, la pulsation dans ces deux endroits était simultanée, preuve de ce qu'avait avancé le médecin anglais.

M. le professeur *Sue* a eu la bonté de me communiquer un mémoire, qu'il a publié en l'an 9, sur l'état de la chirurgie à la Chine, et qui se trouve inséré dans le recueil périodique de la Société de Médecine (mois de vendémiaire et brumaire). Ce mémoire, plein de recherches savantes, renferme un grand nombre de notions curieuses sur les Chinois. Mais ce qui en fait le principal mérite, et ce qui le rend surtout d'un intérêt très piquant, c'est une correspondance qu'a eue M. Sue lui-même avec un médecin chinois, par l'entremise du père Raux, missionnaire de Pékin. Nous avons déjà rapporté plus haut l'extrait d'une correspondance entre un médecin de Paris et le père Amiot, au sujet de la médecine des Chinois ; c'est le succès de cette dernière qui donna l'idée à M. Sue d'essayer le même moyen. Il remit donc, en 1786, à MM. Bertin, alors ministre, Brequigny, membre de l'Académie française, et Nyon l'aîné, imprimeur, qui entretenaient alors une correspondance suivie avec les missionnaires de Pékin, un mémoire circonstancié, et en forme de questions sur plusieurs points de chirurgie-pratique. Ils firent parvenir le mémoire à Pékin ; et quatre ans après, vers la fin de 1790, M. Sue reçut des réponses rédigées par le père Raux, missionnaire dans cette ville. Nous croyons faire plaisir au lecteur en lui faisant connaître cette correspondance, que M. Sue nous a permis de transcrire ici toute entière. Voici ce que dit le père Raux :

Réponse abrégée au mémoire circonstancié sur plusieurs points de chirurgie pratique, sur lesquels on désire avoir de la Chine des instructions, avec le détail des opérations qu'on y pratique, etc.[1]

Première question. On désire savoir 1° quels sont dans les fractures et les luxations les moyens de réduction que les Chinois emploient. 2° S'ils font de fortes extensions, comment ils les font ; si c'est avec les mains seulement, avec des lacs, ou autres instruments. 3° Combien de temps ils tiennent dans les liens le membre fracturé ou luxé. 4° Quels médicaments ils emploient dans ce cas.

Réponse. C'est presque le seul objet de chirurgie sur lequel les Chinois se soient exercés ; aussi mon médecin s'est-il fort étendu sur la réponse à ce premier article ; il n'a pas moins écrit que quatre cahiers d'une bonne longueur : il a fait dessiner plusieurs figures qui représentent la manière de faire les opérations, et les instruments dont on se sert. Mes occupations ne m'ont pas permis de mettre son travail en état d'être envoyé par les vaisseaux de cette année : je me propose de l'envoyer l'an prochain ; je tâcherai d'y joindre les procédés employés par les Montgoux dans les fractures et les luxations. S'il faut juger de leur utilité par les succès qu'ils ont dans cette capitale (Pékin), ils méritent une attention particulière[2].

Deuxième question 1° Dans les plaies de tête, les Chinois pratiquent-ils l'opération du trépan ? 2° Quels sont, s'ils la pratiquent, les instrument dont ils se servent ? quelle est leur figure ?

Réponse. Sur la fin de la dynastie des Han, il y a eu en Chine un médecin célèbre, nommé *Hoa-to*, qui a su employer l'opération du trépan. Le secret de son opération a fini avec la vie de cet homme habile ; et depuis ce temps on n'en a fait aucun usage. On peut voir dans le Recueil des Lettres curieuses et édifiantes combien l'opération du trépan, faite sur un mouton par un père jésuite, chirurgien, causa d'admiration et de surprise à l'empereur Cang-hi, aïeul de l'empereur actuellement régnant[3].

Troisième question. 1° Les Chinois sont-ils sujets aux hernies ou descentes ? 2° Quelles espèces de bandages emploient-ils alors ? 3° Pratiquent-ils une opération lorsqu'il y a des accidents ?

Réponse. En Chine, les hommes et les femmes sont sujets aux hernies ou descentes, lesquelles s'annoncent, suivant les livres

1 Voyez la page 47 du mémoire de M. Sue.

2 M. Sue n'a rien reçu de ce que lui annonçait le père Raux pour l'année suivante.

3 Cette anecdote ne se trouve point dans les Lettres édifiantes.

de médecine, par des douleurs vives au bas-ventre et dans les parties de la génération. On n'a jamais eu l'usage des bandages, ni des remèdes appliqués extérieurement. Les médecins chinois se contentent de donner des médecines à prendre à l'intérieur. Ils distinguent sept sortes de hernies, et, pour les guérir, ils ont sept sortes de remèdes composés de simples. Ce détail irait trop loin ; s'il peut faire plaisir, je pourrai l'envoyer dans la suite. Je crois que tout l'effet de ces remèdes se réduit à adoucir la douleur, et ne produit pas une entière guérison. Les Tartares Mantchoux, qui vont souvent à cheval, sont les plus sujets aux hernies. L'empereur lui-même en a une depuis bien des années.

Quatrième question. Les Chinois ont-ils des remèdes particuliers pour la gangrène ? 2° pratiquent-ils l'amputation ? Dans quels cas ? comment ? avec quels instruments ?

Réponse. L'amputation d'un membre gangrené est absolument inconnue : les Chinois sont même surpris d'entendre dire qu'on la pratique en Europe, dans le cas où tout autre moyen de sauver la vie est désespéré ; ici tout se borne à donner des remèdes extérieurement et intérieurement. Si la partie gangrenée offre une tumeur, on perce d'abord la tumeur ou l'enflure avec une aiguille, pour tâcher d'en faire sortir le sang gâté ou le pus qui peut se trouver dans la plaie : on y applique ensuite un morceau de viande de bœuf.

Cinquième question. 1° Les Chinois connaissent-ils la cataracte et autres maladies des yeux ? 2° Ont-ils pour ces maladies des opérations particulières qu'ils pratiquent dans certains cas ?

Réponse. Il paraît que les Chinois ne connaissent pas la vraie cataracte ; ils connaissent cependant un très grand nombre de maladies des yeux, et ont beaucoup de remèdes qu'ils croient propres à les guérir. Ils recherchent et prétendent trouver dans les cinq principaux viscères la cause de toutes ces maladies ; et d'après la connaissance qu'ils croient avoir de la cause, ils préparent et donnent des remèdes, soit pour fortifier, soit pour ôter l'inflammation, etc. On parle d'une eau qui se trouve naturellement dans un rocher de Tartarie, laquelle, dit-on, est souveraine pour guérir les maux d'yeux. Elle s'appelle *Kong-tsing* ; la petite quantité de cette eau trouvée dans le cœur d'un rocher se vend jusqu'à cent taels, qui font 750 livres, argent de France.

CHAPITRE PREMIER

Je n'en ai point vu, et il est difficile de s'en procurer.

Sixième question. 1° Les Chinois connaissent-ils les anévrismes ou tumeurs des artères ? 2° En font-ils de différentes espèces ? 3° lient-ils les artères dans le cas d'hémorragie ? ou les brûlent-ils, soit avec le feu, soit avec le caustique ?

Réponse. On connaît les tumeurs des artères, et on en distingue de diverses sortes : on ne lie point les artères dans le cas d'hémorragie ; on ne les brûle pas avec le feu. 1° Si la tumeur des artères vient de fracture, de meurtrissure, etc., les Chinois emploient un remède composé d'encens et d'alun fondu, qu'ils appliquent sur le lieu de l'hémorragie. Dans la composition de ce remède, il entre trois mas d'encens sur sept mas d'alun fondu qu'on a laissé refroidir ; le tout se broie ensemble. On sait qu'un mas est la dixième partie d'une once. 2° Lorsque la tumeur des artères vient de l'inflammation du sang dans le cœur, ils appliquent le remède que voici : ils prennent la moitié de la coque d'un fruit appelé *long-yuen*, qu'ils remplissent d'encre liquide, et qu'ils placent sur l'endroit de l'artère d'où sort le sang ; on enveloppe la partie avec des bandelettes de toile. Après trois ou cinq jours, on ôte l'appareil. En outre, ils font prendre des remèdes intérieurement. C'est ordinairement la liqueur exprimée du gingembre ; ou bien ils donnent à prendre trois onces de l'huile de jugoline ou sésame.

Septième question. 1° Comment les Chinois réunissent-ils les plaies ? Les cousent-ils ? ou emploient-ils seulement des remèdes agglutinatifs et des bandages ?

Réponse. Dans la réunion des plaies, ils ne les cousent point ; ils emploient seulement des remèdes agglutinatifs et des bandages. S'ils trouvent de la difficulté à réunir les chairs, ils donnent un remède propre à les nourrir. Ils serrent bien la plaie avec des bandelettes, et recommandent au malade de s'appuyer et de se coucher sur le côté de la plaie, afin, disent-ils, de faciliter la réunion et le rapprochement des chairs.

Huitième question. 1° Les Chinois connaissent-ils la lithotomie ou incision de la vessie pour tirer la pierre ? 2° Quels sont à ce sujet leurs instruments ? 3° Quelle est la méthode ou manière d'opérer qu'ils emploient ? 4° S'ils ne pratiquent pas une opération, de quels remèdes font-ils usage pour faire sortir ou détruire la pierre ?

Réponse. La maladie de la pierre est presque inconnue en ce pays.

On connaît encore moins la méthode de l'incision de la vessie pour en tirer la pierre, et on n'a aucun instrument à cet usage. On attribue communément au fréquent usage du thé le défaut de pierres qui s'engendrent dans la vessie, Les livres de médecine font cependant mention de cette maladie, et, dans ce cas, ils prescrivent un remède à prendre pour le dedans. Ce remède est composé de trois ingrédients dans cette proportion ; de *han-tsao* ou réglisse, une once ; de *tschou-cha* ou cinabre, un mas ; de *hoa-chi*, six onces, que l'on écrase et broie bien dans un mortier ou sous une petite meule, jusqu'à ce que le tout soit réduit en poudre ; ensuite on ajoute un peu de *houpa* ; on prend cette poudre dans de l'eau ou dans du bouillon de riz. À chaque fois, on en prend trois mas. J'envoie les quatre espèces de drogues que je viens d'indiquer[1].

Neuvième question. Dans les accouchement, les Chinois emploient-ils quelquefois les crochets ou autres instruments ?

Réponse. On assure qu'ici les accouchements sont des plus heureux, et qu'il arrive rarement de fâcheux accidents. On n'a jamais recours à la main d'un chirurgien dans les accouchements laborieux ; c'est uniquement l'affaire des sages-femmes, qui n'emploient que les mains. À la couleur noire, violette de la langue de la mère, elles jugent que l'enfant est mort dans la matrice ; alors elles donnent des remèdes pour procurer l'avortement.

À Pékin, ce 5 octobre 1788.
Raux, prêtre de la Congrégation de la mission.

On voit, d'après ces réponses, que le père Raux s'est contenté d'envoyer un extrait abrégé de celles du médecin chinois. Dans la lettre de remercîment qu'il adressa à ce missionnaire, M. *Sue* lui fit encore plusieurs questions nouvelles sur différents points de chirurgie ; mais les événements de la Révolution vinrent arrêter une correspondance qui promettait les résultats les plus intéressants, et ces lettres sont restées sans réponse.

La correspondance intéressante qu'on vient de lire nous a semblé mériter d'autant plus de trouver place ici, qu'elle complète la série

---

1 On ignore ce que sont devenues ces drogues, mais elles n'ont point été remises à M. Sue.

CHAPITRE PREMIER

des notions que nous nous proposions de donner sur l'état de l'art de guérir à la Chine ; car le père Duhalde (ouvrage cité), le père Martini (*China illustrata*, in-fol. Amstelod, 1659), les *Mémoires sur les Chinois*, et, en un mot, tous les ouvrages que nous avons consultés, s'étendent assez volontiers sur la médecine, mais ne disent presque rien de la chirurgie.

Les maux de dents sont traités à la Chine par le moxa, et la piqûre avec les aiguilles, et non point par l'ablation de la partie malade ; car on n'arrache point les dents comme ici. Le jeune Chinois qui était encore il y a peu de temps à Paris a éprouvé une sensation douloureuse qu'il n'a pu s'empêcher de manifester lorsqu'il a jeté les yeux, dans la galerie des tableaux, sur celui de *Gérard Dow*, qui représente un arracheur de dents. Revenu de sa surprise, il a dit qu'à la Chine les gens de l'art appliquaient sur la dent douloureuse une liqueur qui la faisait tomber sur-le-champ et sans douleur, (Mém. de M. *Sue*, d'après le *Journal de Paris*, du 19 prairial an 8, n° 259).

Macartney remarque que, malgré leur peu d'adresse dans les opérations de la chirurgie, les Chinois pratiquent si bien la castration, que ceux qu'on soumet à cette horrible mutilation vaquent à leurs affaires comme s'il ne leur était rien arrivé. Cette opération se fait depuis l'enfance jusqu'à l'âge de quarante ans, non par le fer, mais avec des ligatures ointes d'une liqueur caustique. On trouvera sans doute assez étonnant d'apprendre qu'à la Chine les médecins de l'empereur sont eunuques comme la plupart de ses domestiques. (Macartney, t. 4, p. 298.)

En Chine, il n'est pas permis à un médecin de saigner une femme enceinte, et encore moins de pratiquer l'art des accouchements. Les deux sexes sont d'accord à croire qu'il y aurait de l'indécence. Il y a des livres pour l'instruction des sages-femmes, avec des dessins qui représentent l'état et la position de l'enfant à tous les périodes de la grossesse. Il y a aussi une multitude de prescriptions pour tous les cas possibles ; et à ces prescriptions sont mêlées beaucoup de pratiques superstitieuses, (Macartney, t. 4, p. 300.)

On trouve à la fin du mémoire de M. Sue une analyse succincte de l'ouvrage de *Cleyer*, et une autre de l'ouvrage d'un jésuite, polonais, missionnaire en Chine, intitulé : *Clavis medica ad Sinarum doctrinam de pulsibus, P. Michaëlis Boymi, Potoni.* Cet ouvrage est consigné dans le recueil de l'Académie des Curieux de la Nature, intitulé *Miscellanea curiosa etc., Academiæ naturæ Curiosorum, t. 12, in appendice ad annum quartum decuriæ secundæ*, Nuremberg, *anno* 1686. Cette production, qui est aussi obscure que celle de *Cleyer*, n'apprend non plus rien autre chose, et on y traite de même des sources et des canaux de la vie, ainsi que des pouls des différents organes. Mais, comme le dit M. Sue, il faut être Chinois pour tirer des conséquences lumineuses de ces théories et de leurs explications.

On lit encore dans ce mémoire, auquel nous renvoyons pour les détails, un supplément à la lettre de M. Amiot, écrite de Pékin le 20 septembre 1786, et insérée t. 13, in-4°, p. 507, des Mémoires sur les Chinois, Il est facile de remarquer, en effet, que la réponse est incomplète dans ces mémoires. M. Sue l'a trouvée manuscrite dans les papiers de la ci-devant Société de Médecine ; il est question, dans ce supplément, d'un ouvrage sur l'art de connaître les maladies, de les traiter et de les guérir, que M. Amiot envoyait à M. Bertin. Cet ouvrage, l'un des meilleurs qui soient sortis des presses chinoises, par ordre du souverain, a été rédigé par le *Tay-Yuen*, qui est à Pékin ce qu'est la Faculté de Médecine à Paris. On parle aussi dans ce supplément d'un certain *Yn-Yng* qui a beaucoup de rapport avec le magnétisme animal de *Mesmer*. (Voyez le mémoire de M. Sue, p. 66.)

Non seulement les Chinois ont des livres qui traitent des maladies, mais ils possèdent encore des ouvrages sur les principales branches de la médecine. La médecine légale, cette partie si utile de la science qui sert à éclairer la justice sur l'existence de faits qu'elle seule a le droit de constater, n'a point été négligée par ces peuples, et ils ont recours comme nous aux rapports des médecins pour fixer les opinions de leurs mandarins dans certaines causes criminelles. Mais on juge facilement que les connaissances en médecine légale ne peuvent pas être très avancées dans un pays où l'on n'ouvre jamais les cadavres : elles se réduisent en effet à tout ce qui a rapport aux lésions qui se manifestent par des signes extérieurs. Nous terminerons ce premier chapitre en indiquant les principales divisions d'un livre intitulé *Si-Yuen*, ou l'Art de découvrir les plaies sur les cadavres (*Mémoires sur les Chinois*, t. 4, p. 421). On est étonné de trouver dans cet ouvrage autant de méthode et des principes aussi vrais. Il est divisé en huit livres. Les trois premiers traitent des *lien-yen*, ou visites de cadavres, et contiennent les préceptes les plus sages. Les cinq derniers traitent des signes qui constatent la mort violente. On y parle successivement,

1° *de l'étranglement par pendaison*, qui peut avoir lieu debout, couché, etc. et l'on distingue très bien les signes qui font reconnaître la suspension après la mort, d'avec le suicide. Les moyens indiqués pour rappeler à la vie sont aussi très rationnels, et à peu près les mêmes que ceux que nous mettons en usage.

2° *des noyés*. L'on donne aussi les signes qui distinguent le suicide de la submersion après la mort. Selon M. *Sue* (mém. cité), l'art de discerner si un homme s'est étranglé lui-même, ou s'il l'a été par une main ennemie ; s'il s'est noyé, ou s'il a été jeté à l'eau après sa mort ; cette découverte, qui fit tant de bruit à Paris, il y a quinze à vingt ans, appartient originairement aux Chinois, de qui nous la tenons.

3° *des femmes mortes en couches* ;

4° *de ceux chez lesquels on ne voit aucun signe de mort*. L'auteur indique ici un moyen usité à la Chine pour faire paraître les moindres traces de blessures sur un cadavre, même à demi putréfié. On lave d'abord le cadavre dans du vinaigre, puis on l'expose à la fumée du vin qui s'élève d'une fosse profonde de trois pieds, où l'on a fait un grand feu. Le cadavre est placé à l'ouverture de cette fosse, sur une claie d'osier, et recouvert d'une toile un peu soutenue en voûte, de manière à ramener sur lui les vapeurs. Au bout de deux heures, on ôte cette toile ; et, s'il y a eu quelques coups de donnés, l'action de la vapeur les fait paraître très distinctement. Quel fond peut-on faire sur l'efficacité de ce procédé ? Il serait peut-être utile de vérifier celle expérience.

5° *des plaies et des blessures*.

6° *des brûlés*.

7° *des empoisonnements*. L'auteur du mémoire observe ici que les Chinois ont beaucoup de poisons qui leur sont particuliers, et qu'il ne veut point nous faire connaître. Mais ce n'est pas, au reste, cette partie de l'ouvrage chinois qui doit offrir le plus d'intérêt ; car comment constater un empoisonnement sans autopsie ?

8° *de l'impéritie dans le traitement des maladies.*

9° *des châtiments.*

10° *des accidents et des malheurs.* On donne ici les signes qui peuvent faire distinguer la mort violente de celle causée par quelque incident, comme une chute, une morsure d'animal enragé, l'ivresse, la douleur, le froid, la chaleur, etc. ; et l'auteur du Traité de Médecine légale finit par cette réflexion : Il est honteux qu'on soit obligé de parcourir ainsi toutes les espèces de mort pour éclairer des juges ; *mais dès qu'on abuse de tout pour cacher l'homicide, on doit se servir de tout pour le faire, connaître.*

Voilà tout ce que nos recherches nous ont fourni sur la doctrine médicale des Chinois et sur leurs principaux ouvrages de médecine ; d'ailleurs nous en avons dit assez pour faire connaître leurs systèmes et leur manière d'envisager et de décrire les maladies. Nous passons aux moyens de guérison qu'ils leur opposent.

CHAPITRE II
Thérapeutique, matière médicale et pharmacie des Chinois

Il est à regretter que les auteurs des différents ouvrages où nous avons puisé tout ce que nous venons de dire sur les systèmes des médecins chinois ne soient pas entrés dans de plus grands détails sur leur manière de traiter les maladies. M. Amiot, par exemple, dans l'une de ses lettres, parle bien des soins de son médecin pendant une maladie grave, mais il ne dit rien du tout des espèces de remèdes qu'il lui fit prendre. Les auteurs du mémoire sur la petite vérole se contentent de nous apprendre que l'ouvrage chinois traite fort au long des médicaments qui conviennent dans cette maladie, et que ces médicaments sont pris, tantôt dans la classe des rafraîchissants, tantôt dans celle des échauffants, mais ils n'en font connaître aucun en particulier. Peut-être, à la vérité, la crainte de se tromper, par le défaut de connaissance de la plupart des drogues employées par les Chinois, aura-t-elle déterminé ceux qui ont écrit sur cette matière à ne rien dire, plutôt que de risquer des erreurs. Mais il paraît qu'en général les Chinois sont plus riches par le nombre de leurs substances médicinales que par celui des préparations qu'ils leur font subir ; et tout ce qu'on lit à ce sujet donne lieu de croire que leurs médicaments sont peu compliqués, ce dont, d'ailleurs, le défaut de pharmaciens serait une preuve presque suffisante.

Les médecins chinois, après avoir fait usage de leurs décoctions de simples, et rendu la santé à leurs malades, comptent beaucoup sur les cordiaux, pour extirper le mal jusqu'à la racine. Ces cordiaux, dont ils ont plusieurs espèces, sont composés de plantes et de quelques fruits. Les mêmes médecins sont dans l'habitude de prescrire une diète rigoureuse, et interdisent totalement l'usage de l'eau crue aux malades. Ils pensent, et avec raison sans doute, que, le corps étant mal disposé, l'estomac n'est plus propre à remplir ses fonctions.

L'usage de la saignée est très rare parmi les Chinois ; ils n'ont recours à ce moyen que dans des cas extrêmes. Ils ne pensent pas d'ailleurs qu'on puisse en retirer de grands avantages ; et voici, selon *Cleyer* (*op. cit.*, p. 72, *de modo medicandi*, etc.) le raisonnement spécieux sur lequel ils fondent cette opinion... : *Tùm quia dicunt sanguinis caloram nimium aut vim subtractione ejusdem non temperari magis quàm bullientis aquæ fervor temperari soleat, si partem subtraxeris, et non potiùs injectâ frigidâ aut tepidâ vim illam tempararis et fregeris*, etc. Le vice de ce raisonnement est assez sensible pour que nous ne nous arrêtions pas à le faire remarquer.

Ce n'est que par les médecins de Macao que les Chinois ont connu les lavements. Ils ne blâment point ce moyen thérapeutique, mais ils ne paraissent pas vouloir le mettre en usage, et parce qu'il leur est venu d'Europe, ils l'appellent *le remède des barbares*.

Navarette, dans sa Description de la Chine, dit que les vomitifs et les purgatifs ne sont point en usage dans ce pays ; mais cette assertion, qui devait paraître très peu vraisemblable, se trouve pleinement démentie par certains passages de médecins chinois, où il est question de faire vomir et de donner des purgatifs. À quoi d'ailleurs se réduirait donc leur médecine, s'ils en retranchaient les deux plus grandes ressources de l'art de guérir ? Le même voyageur mérite-t-il plus de confiance lorsqu'il dit qu'on trouve à la Chine beaucoup de bons chirurgiens qui exercent très bien leur art sans cette variété d'instruments qui paraissent nécessaires en Europe.

Les ventouses sont employées dans quelques maladies par les médecins chinois. Leurs coupes sont de cuivre ; elles ont au sommet une petite ouverture qu'on bouche avec de la cire. Après avoir placé une petite bougie sur la partie malade, on la couvre de la coupe ; et quand l'opération est finie, on ôte la cire qui bouche l'ouverture à l'aide d'une aiguille ; l'air pénètre, et la coupe s'enlève facilement en même temps que la peau s'affaisse. Cette méthode est ingénieuse, et paraît préférable à celle que nous mettons en usage. On sait que c'est des Chinois que nous tenons le moxa : ce moyen était employé chez les peuples de l'Asie dès les temps les plus reculés. Nous en parlerons avec détail lorsqu'il sera question des pratiques de médecine particulières aux Chinois.

De tous les temps, les bains ont été en grand usage chez les peuples orientaux et ils sont tellement utiles dans certains climats très chauds, qu'on a cru devoir y assujettir toutes les classes d'hommes, en les mettent au nombre des pratiques religieuses. Les Chinois font également usage des bains ; ils ont dans leur empire des sources d'eaux thermales et minérales de diverse nature, et comptent beaucoup sur leur secours pour la guérison de certaines maladies. L'empereur *Kang-hi*, dans ses observations de physique (*Mémoires sur les Chinois*, tome 4, p. 467) dit, en parlant des eaux thermales de la Chine, qu'elles sont efficaces pour guérir plusieurs maladies ; mais qu'elles conviennent surtout aux hommes qui ont passé quarante ans, et qu'elles affaiblissent les jeunes gens, en causant une fermentation et des sueurs qui troublent la nature, tandis que, dans un âge plus avancé, elles raniment la circulation. Selon le même auteur, on prend les bains pendant sept jours, puis on les interrompt sept jours pour reposer le sang et les humeurs ; car les continuer trop longtemps, c'est s'exposer à une révolution plus dangereuse que la maladie que l'on voulait guérir. Il observe sagement qu'il est très nuisible d'entrer dans le bain après avoir mangé, et de s'exposer à l'air après en être sorti. Les Chinois ont des eaux de plusieurs espèces, puisqu'on trouve dans les mêmes observations que les eaux de la fontaine *Hong-chen* se teignent en rouge au printemps, à cause du cinabre qui s'y mêle ; que d'autres sont chargées d'alun, d'autres de fer, presque toutes de soufre. L'empereur *Kang-hi* reproche aux médecins de son pays de ne point faire assez d'attention aux substances contenues dans les eaux thermales, ni aux proportions de ces substances, et de s'en tenir à l'antique réputation d'une fontaine pour y envoyer leurs malades.

Il veut que l'on étudie la nature des eaux minérales ; et il ajoute que, dans ses voyages, lorsqu'il trouve quelque source minérale sur sa route, il la fait passer par l'alambic, sans s'en tenir aux qualités sensibles, comme le goût, l'odeur, la couleur, et juge ainsi, d'après la substance métallique ou terreuse qu'elle contient, quelles doivent être ses propriétés.

Ce passage suffit pour prouver que les Chinois connaissent très bien les effets du bain sur l'économie animale, et les précautions dont on doit toujours accompagner son usage. On ne peut qu'applaudir à la sagesse et au jugement de l'empereur *Kang-hi*, auteur de ces observations ; et quant au reproche fait aux médecins chinois sur la prévention pour certaines sources, à combien de médecins d'Europe ne pourrait-il pas s'appliquer aussi ?

La pharmacopée des Chinois est loin d'être aussi riche que la nôtre ; et l'on conçoit sans peine qu'ils ne peuvent avoir la plupart des nombreux médicaments qui remplissent nos officines, si l'on fait attention que chez eux l'histoire naturelle et la chimie sont absolument dans l'enfance. Au rapport de M. *Charpentier-Cossigny* (ouvr. cité), les Chinois n'ont point de collections d'histoire naturelle dans aucun genre ; et *Cleyer* (*op. cit.*, p. 72) dit qu'ils ignorent la chimie ! *chimicam item artem quæ nobilissimas invenit medicinas ignorant, quamvis illius alteram partem ad investigandum lapidem philosophicum, ad aurum et argentum conficiendum, ad insaniam aliqui prosequantur*. Mais si les Chinois n'ont aucune idée des vérités fondamentales de la chimie, s'ils ne connaissent ni la nature intime, ni les actions réciproques des corps, au moins est-il quelques opérations, quelques-uns des résultats de cette science auxquels ils ne sont point étrangers, et que l'expérience, ou peut- être le hasard leur ont dévoilés. Le procédé de la distillation, par exemple, ne leur est point inconnu ; ils savent purifier ou analyser l'eau par ce moyen, ainsi que le prouvent les observations de l'empereur *Kang-hi*, que nous avons rapportées plus haut. Le même empereur dit, dans un autre endroit, qu'il ne se sert jamais que d'eau distillée pour son usage habituel. On lit dans *Dujardin* que les écrits de quelques médecins chinois renferment les détails d'opérations chimiques très compliquées pour certaines préparations mercurielles, et que les procédés indiqués sont très exacts et absolument semblables aux nôtres ; mais alors il est très probable que ces écrits ne sont que des traductions d'ouvrages européens.

Si l'on pouvait juger de l'état d'une science chez un peuple d'après le nombre de volumes qu'il y a consacrés, on ne manquerait pas d'avoir la meilleure opinion des connaissances des Chinois en histoire naturelle, puisque l'Herbier chinois (*pen-tsao-can-mou*) dont le père Duhalde a donné une analyse très succincte dans sa *Description de la Chine*, ne contient rien moins que 260 volumes. Cet ouvrage considérable doit plutôt être regardé comme un traité complet d'histoire naturelle que comme un simple répertoire des plantes médicinales ; car on y traite dans 52 livres différents de toutes les productions minérales, végétales et animales particulières à la Chine. Chaque livre contient en outre des divisions très méthodiques des substances qu'il renferme : c'est ainsi que les plantes forment onze genres : celles des montagnes, celles des rases campagnes, les plantes vénéneuses, odorantes, etc. ; que les animaux sont distingués en domestiques et sauvages, etc.

L'Herbier chinois fut composé par le médecin *Li-ché-tchin*, d'après les ordres de l'empereur *Kia-tching*, à la fin du 16e siècle de notre ère. L'auteur a formé cet ouvrage de tout ce qu'il y avait de meilleur dans tous les herbiers et autres livres de médecine anciens et modernes, et y a ajouté une grande quantité de recettes. L'Herbier chinois a été analysé en français par le père Visdelou, l'un des jésuites envoyés a la Chine en 1685. Les Chinois ont suivi dans leurs ouvrages la division méthodique des trois règnes de la nature ; et cette division est bien une des meilleures que l'on puisse admettre dans l'étude des médicaments ; mais ils ne paraissent pas avoir des connaissances assez étendues pour ranger, comme nous, toutes les substances par familles naturelles,

Les détails suivants, que l'on trouve dans l'Herbier dont nous parlons, et que nous avons extraits de l'ouvrage du père Duhalde, pourront donner une idée de la matière médicale et de la pharmacie des Chinois.

Les Chinois distinguent sept espèces de remèdes : il y a des remèdes simples, c'est-à-dire qui ne s'unissent à aucun autre ; et il y en a de composés. Parmi ceux-ci, il y en a qui ne sauraient se passer les uns des autres ; il en est d'autres qui s'entr'aident réciproquement ; d'autres qui ont de l'antipathie ; certains qui sont opposés et contraires ; d'autres enfin qui se détruisent mutuellement. Il faut une grande attention, disent-ils, dans l'assemblage ou l'emploi de ces remèdes. On peut se servir utilement de ceux qui s'aident réciproquement ; mais on doit se garder d'unir ceux qui se détruisent ou qui sont contraires. Voilà des préceptes très sages et qu'on doit trouver dans tous les bons traités de matière médicale.

Les plantes se distinguent

1° par la saveur, dont les Chinois reconnaissent cinq sortes : la saveur *aigre, douce, salée, amère*, et la saveur *forte* ;

2° par les qualités de l'air ; ainsi elles sont froides ou chaudes, tempérées ou fraîches ;

3° par l'odeur, dont ils admettent seulement deux espèces : la bonne et la mauvaise odeur ;

4° Enfin par les qualités qui peuvent être vénéneuses ou non.

Ils ont des connaissances très exactes sur le temps propre à la récolte des plantes, et sur la manière de les faire sécher au soleil ou à l'ombre, suivant leur nature. Ils donnent le précepte de récolter les plantes au printemps, parce qu'alors la sève est plus abondante, et dans toute sa force : ils veulent aussi qu'on ramasse les plantes le matin ; ils remarquent avec raison que chaque plante a un terroir qui lui est propre ; et ils recommandent de s'appliquer à distinguer les plantes vieilles d'avec les nouvelles, et les bonnes d'avec les mauvaises.

Les formes les plus ordinaires sous lesquelles les médecins chinois administrent les médicaments sont celles de décoction, d'infusion, de poudre, de pilules ou d'électuaire. Voici ce que la grande matière médicale de *Li-ché-tchin*, ou l'Herbier chinois, dit à cet égard : Les drogues doivent être préparées de différentes manières, selon leur nature particulière. Il y en a dont on fait des pilules ; il y en a qu'on broie seulement, et qu'on réduit en poudre ; d'autres se font cuire dans l'eau où infuser dans le vin ; il en est qu'on fait frire dans l'huile ou dans la graisse de porc. Certaines espèces peuvent être préparées de plusieurs de ces manières, et quelques-unes ne doivent jamais se donner en potion dans du vin ni dans aucun autre liquide ; en un mot, il faut toujours avoir égard à la nature de chaque espèce, et c'est au médecin à choisir, pour les médicaments, la forme convenable, suivant les cas que présente la maladie.

Les remèdes en potion sont destinés à laver les entrailles et guérir les grandes maladies. Les pilules servent à lever les obstructions, et à porter le suc alimentaire dans toutes les parties du corps. Les remèdes donnés en poudre chassent au-dehors la malignité des vents, du froid, et sont amis de l'estomac, etc.

En indiquant la préparation des drogues qu'on prend en poudre ou en pilules, l'auteur de l'Herbier chinois enseigne la manière de les couper par tranches, puis de les faire sécher, et de les piler, soit ensemble, soit séparément ; la précaution à prendre pour certaines plantes de nature humide de les exposer au feu pour les dessécher complètement ; la manière de tamiser les drogues pilées et de les réduire en poudre impalpable ; la nécessité de faire rissoler sur le feu certaines espèces oléagineuses, comme les amendes d'abricots ; la méthode de préparer les remèdes liquides en les faisant bouillir lentement et à petit feu. Il fait remarquer surtout que certaines substances ne veulent point être traitées dans des ustensiles de fer ou de cuivre, mais qu'on peut toujours se servir impunément de vaisseaux d'argent, de terre ou de pierre.

Les préceptes des Chinois sur les doses des médicaments sont on ne peut pas plus sages. Quand on emploie, dit *Li-ché-tchin*, des remèdes qui ont quelque qualité vénéneuse, il faut commencer d'abord par une dose très légère, et aussi petite que le plus petit grain de millet ; et l'on doit en cesser l'usage dès que le mal est passé : s'il continue, on doublera la dose ; et si le remède reste encore sans effet il faut la décupler ; en un mot, la quantité qui est précisément nécessaire pour chasser le mal est la juste mesure de ces sortes de remèdes. Quant aux espèces qui sont du genre des aliments, telles que les graines, les fruits, les herbes, les légumes, les viandes des animaux, elles ne peuvent jamais devenir nuisibles, pourvu qu'on n'en fasse aucun excès.

Les médecins chinois paraissent avoir adopté l'axiome *contraria contrariis curantur*, qui pourtant n'est point applicable à tous les cas, puisqu'ils recommandent de traiter avec des remèdes chauds les maladies qui viennent d'une cause froide, et avec des remèdes froids, au contraire, celles qui proviennent d'une trop grande chaleur : ils disent aussi que dans les maladies qui ont leur siège au-dessus du diaphragme, il faut prendre les remèdes après avoir mangé ; et que, dans celles qui sont au-dessous, il faut au contraire les prendre avant.

Ils font une comparaison singulière de la plante avec le corps de l'homme, et en déduisent des conséquences plus bizarres encore pour la pratique. Selon eux, la moitié supérieure du corps peut être assimilée aux branches de la plante ; la partie moyenne (la région supérieure de l'abdomen) à la tige ; et le bas-ventre, ainsi que les extrémités inférieures, à la racine. La partie supérieure du corps, disent-ils, tient de la nature du ciel : ainsi les remèdes convenables pour cette partie sont la tête ou les sommités des plantes ; le corps de la plante convient dans les maladies de la partie moyenne du corps ; et comme la partie inférieure tient de la nature de la terre, les racines sont les moyens de guérison qui conviennent à ses maladies.

Sept sortes de recettes ou formules sont en usage dans la médecine chinoise :

1° la grande recette, composée de douze espèces de drogues, dont l'une est de l'ordre des *kiun*, ou souverains (c'est-à-dire du premier ordre) ; deux de l'ordre des *tchin*, ou ministres (c'est-à-dire du second ordre), et neuf de l'ordre des *tso*, ou officiers subalternes (c'est-à-dire du troisième ordre). Ne retrouve-t-on pas ici une distinction analogue à celle des trois espèces de médicaments qui composent nos formules, et désignées sous les noms de *base*, d'*adjuvant*, et de *correctif* ?

2° la petite recette, qui est de deux espèces. La première est composée de trois sortes de drogues, dont une du premier ordre, et deux du second. La seconde diffère seulement de celle-ci, en ce que les doses sont moins fortes.

3° la recette lente, composée de substances dont les propriétés sont peu énergiques.

4° la recette prompte, composée de substances dont les propriétés sont très actives.

5° la recette paire, composée de deux drogues seulement, ou quelquefois davantage, et toujours en nombre pair, jusqu'à dix.

6° la recette impaire, formée d'une seule espèce de drogue ou plus, mais toujours en nombre impair, jusqu'à neuf.

7° Enfin la recette double, qui est de trois sortes. La première est composée de deux ou d'un plus grand nombre de recettes ; la seconde est composée d'une recette déterminée, et de quelques autres espèces de drogues qu'on y ajoute ; la troisième est formée d'espèces de drogues différentes, mais toutes égales en quantité.

La grande recette, ou celle composée de plus de deux espèces de drogues, convient dans les maladies où l'on remarque des indications et des symptômes différents, et où la cause du mal n'est pas unique ; tandis que la petite recette, au contraire, est en usage dans celles où il n'y a point complication de divers symptômes, et où la cause du mal est unique.

La recette prompte s'emploie dans les maladies de la région inférieure, comme celles du foie, des reins, etc. ; et la recette lente dans celles qui attaquent quelque organe de la région supérieure, le cœur, les poumons, etc.

La recette paire, composée de deux drogues seulement, est propre aux maladies qui ont leur siège dans la région inférieure ou dans quelque partie éloignée ; s'il y entre plus de deux drogues, elle sert à exciter les sueurs.

La recette impaire, lorsqu'elle est simple, s'emploie dans les maladies de la région supérieure ; lorsqu'au contraire elle est composée, on s'en sert pour les purgations.

La recette double s'emploie lorsqu'on a inutilement fait usage de l'une des précédentes.

Des principaux médicaments en usage dans la médecine chinoise

On trouve dans l'extrait de l'herbier qu'à donne le père Duhalde l'énumération d'un grand nombre de plantes employées par les médecins chinois ; mais il est impossible de rien dire sur ces plantes, qui sont désignées seulement par leur nom chinois, et l'on ne peut pas même savoir si la plupart d'entre elles, croissent aussi dans nos contrées, ou si elles sont particulières à la Chine. *Cleyer*, dans son ouvrage déjà cité, p. 25, donne un catalogue de deux cent quatre-vingt-neuf substances, pour la plupart végétales, en usage dans la médecine chinoise et il n'a pas eu, à ce qu'il paraît, la facilité de les désigner toutes par leurs noms latins ; de sorte qu'on se trouve encore dans le même embarras relativement à leur nature. Mais s'il nous est impossible de présenter un tableau complet de tous les médicaments des Chinois, nous allons indiquer au moins quelques-unes des substances également connues en Europe et en Asie, et même de celles qui, quoique particulières à la Chine, sont tellement usitées dans ce pays, que l'on ne peut point les passer sous silence.

Substances végétales

Rhubarbe. La *rhubarbe* (*tai-hoam*) est la substance qui se présente la première à l'idée, quand il est question de l'histoire naturelle médicale de la Chine. Cette racine, si estimée des Européens, est loin d'être aussi employée à la Chine qu'on pourrait le croire. Les médecin de ce pays n'en font pas un grand usage, quoiqu'elle y soit si commune, qu'elle se donne à trois sous la livre. Lorsqu'ils l'emploient, c'est presque toujours en décoction avec d'autres plantes, et rarement en substance ; du reste, ils pensent absolument comme nous sur les propriétés de cette racine.

Gin-seng. Le *gin-seng* (c'est-à-dire, en chinois, *cuisses d'homme*), petite racine fusiforme, jaunâtre, décrite dans nos traités de matière médicale, est peut-être la plante la plus estimée des Chinois ; leurs médecins en racontent des merveilles. Le gin-seng croît dans plusieurs provinces de la Chine ; mais c'est principalement de la Corée qu'on le tire. Il est regardé comme un excellent tonique et excitant, et jouit encore, selon les Chinois, de la propriété aphrodisiaque. Ils l'exposent à la vapeur d'une décoction de riz, puis le font sécher ; et alors il devient transparent comme du sucre d'orge. Ils en prennent journellement pour multiplier leurs jouissances. Les Chinois paraissent s'être livrés beaucoup à l'étude de la spermatologie ; et ils ont encore plusieurs autres espèces d'aphrodisiaques, tels que les nids d'oiseaux, les ailerons de requin, les bitches marines, etc. (M. *Cossigny, Voyage à Canton*, p. 551.)

San-tsi. Le *san-tsi* est la plante la plus estimée des Chinois après le gin-seng. Elle a la nuance d'un bouc de couleur grise, d'où les Chinois infèrent que le sang de cet animal a des qualités médicinales ; et, en effet, les missionnaires en rapportent des résultats surprenants dans les cas de chute et de contusion. Le *san-tsi* croît dans la province de Quang-si, au sommet des montagnes. Les médecins chinois l'emploient pour les maladies des femmes, et surtout dans les pertes de sang. Ils le regardent encore comme spécifique contre la petite vérole, lorsqu'elle prend un mauvais caractère : on voit les pustules les plus noires et les plus infectes se changer en un rouge clair aussitôt que le malade a pris une potion qui contient du *san-tsi*. Cette plante est rare et fort chère (*Hist. gén. des Voyages*, tome 6, page 482.)

Fou-ling. Cette plante, appelée par les Européens *radix-xina*, est celle dont les médecins chinois font le plus d'usage. C'est dans la province de Se-chuen qu'elle croît particulièrement ; ses feuilles, qui rampent sur terre, sont longues et étroites, et la racine est très grosse. La meilleure espèce, qui se nomme *pé-fou-ling* ou *fou-ling* blanc, contient, dans une sorte d'écaille, une substance blanche et molle qui a quelque chose de visqueux. Quelques missionnaires assurent que cette espèce est une véritable truffe ; sa couleur approche du vert ; mais en séchant elle devient un peu jaunâtre. Elle est sudorifique et purgative ; mais les médecins chinois l'emploient dans le plus grand nombre des maladies, C'est du *fou-ling* qu'ils se servent ordinairement, et de préférence à la rhubarbe, pour purger leurs malades. (*Duhalde*, t. 1, p. 25.)

Thé. Les Chinois font un grand usage du thé ; leurs médecins prétendent que l'infusion de ses feuilles est très saine ; et, au rapport du père Duhalde, ses effets semblent le prouver. Ses principale vertus sont de guérir la colique, d'arrêter les flux de ventre et d'exciter l'appétit. Mais, lorsqu'on le prend comme remède, il faut le boire plus fort du double que le thé ordinaire. Suivant le père Lecomte, les Chinois pensent que le thé les garantit d'une infinité de maladies ; mais ils ne sont pas tous d'accord sur les bons effets qu'on peut en attendre. Le passage suivant, extrait de l'Herbier chinois, fait bien connaître les vertus héroïques attribuées au thé.

« L'auteur d'un traité sur le thé a dit : Si vous prenez une once de thé de la montagne Mong-chan, et que vous le fassiez infuser dans de l'eau bouillante de la même montagne, cela suffira pour guérir toutes sortes de maladies invétérées. Avec deux onces, vous pourrez vous garantir de nouvelles maladies ; avec trois onces, vous fortifierez la chair et tout le corps ; et si vous en prenez jusqu'à quatre onces, vous deviendrez un véritable *ti-sien*, c'est-à-dire un habitant éternel de la terre.

Le thé est si commun à la Chine, qu'il n'y coûte que si liards la livre. Les Chinois le conservent pendant un an avant d'en faire usage ; ils le prennent par infusion et sans sucre, ou quelquefois seulement ils mettent ensuite un petit morceau de sucre candi fondre dans leur bouche. Ils veulent qu'il soit pris en petite quantité à la fois, et jamais à jeun. Nous pensons qu'une notice sur le thé, sa culture, ses diverses espèces, et la manière de le dessécher, pourra piquer la curiosité des lecteurs.

Le thé est un petit arbrisseau qui s'élève à quatre ou cinq pieds, et dont on cueille la feuille au printemps, quand elle est encore petite et tendre. Cette feuille est oblongue, dentée sur les bords, et de couleur verte. La fleur du thé est composée de cinq pétales blancs disposés en rose ; il lui succède une coque grosse comme une noisette, de couleur de châtaigne, dans laquelle se trouvent un, deux ou trois noyaux gris, ridés et de mauvais goût ; la racine est fibreuse et éparse à la superficie de la terre. Les feuilles du thé étant cueillies, on les expose à la vapeur de l'eau bouillante pour les amollir, ; puis ou les étend sur des plaques de métal ou sur des tables de pierre placées sur un feu médiocre. Là, elles se dessèchent et se recoquillent d'elles-mêmes en prenant la forme que nous leur voyons.

Il y a deux sortes de thé, le *thé bouy* et le *thé vert* ; et ces deux espèces principales se subdivisent en plusieurs variétés.

Tous les thés bouys croissent sur une montagne du côté d'Emouy ; le thé bouy ordinaire vient au bas de la montagne ; le *camphou bouy* au haut ; et le *saotchaon* au milieu, et à l'abri de toutes les mauvaises influences. Ces trois variétés ne diffèrent que par leur exposition, qui leur donne des qualités différentes. On donne le nom de *thé pékao* aux petites feuilles blanches et veloutées qui poussent au bout des branches de ces trois arbrisseaux ; mais le véritable pékao croît à un arbre particulier. Les branches de cet arbre n'ont des feuilles que de deux cotés ; d'un coté, elles sont toutes noires, et de l'autre, toutes blanches. Les feuilles blanches sont les plus précieuses ; c'est ce qu'on appelle *thé lintchessin*, et que les Européens nomment improprement *fleurs de thé*.

Les thés verts sont de trois espèces : le *thé sonlo*, le *thé-bin* ou impérial, et le *thé haysuen*, que les épiciers de Paris appellent *thé hiswin*. Ils ne viennent pas dans les mêmes lieux. que les thés bouys, mais ils croissent dans un endroit beaucoup plus éloigné de Canton. Le thé-bin vient d'un arbre différent des autres ; sa feuille est plus grande. Le thé est apporté en Europe dans des caisses doublées de plomb laminé recouvert de papier. (Cette notice est extraite d'un mémoire rapporté dans le *Voyage à Canton* de M. *Cossigny*, Paris, an 7.)

On sème le thé au mois de février ; on en met quarante à cinquante grains à la fois dans un trou de huit pouces de profondeur, qu'on recouvre, et sur lequel on met des paillassons dans les grands froids. Il naît par touffes de dix ou douze tiges, plus ou moins, et forme des arbustes qui s'élèvent à quatre ou cinq pieds. On ne le recueille qu'au bout de quatre ans et l'on en fait la récolte au mois d'avril, temps des feuilles nouvelles, quoique pourtant les anciennes ne tombent point pendant l'hiver. (Alléon Duval, *Mélanges d'histoire naturelle*, in-8°, tome 4, page 252.)

Cette plante est une espèce d'agaric que les Chinois réduisent en cendre, et qu'ils emploient pour arrêter les hémorrhagies. Ils se servent encore, dans la même vue, de chaux réduite en poudre.

Armoise. L'armoise croît dans toutes les provinces de la Chine : elle est fréquemment employée par les Chinois, qui lui reconnaissent les mêmes propriétés que nous. Ils s'en servent aussi pour préparer le moxa, comme nous le dirons bientôt.

Raisins. Les Chinois connaissent les raisins, et les font dessécher pour l'usage de la médecine.

On voit, dans la liste qu'a donnée *Cleyer*, des médicaments employés par les Chinois, qu'ils font usage de la réglisse, de la scorsonère, du riz, de l'absinthe, de la cannelle, du poivre, de la sabine, des résines, du camphre, de l'encens, de la myrrhe, des feuilles de roseau, de l'huile de ricin, des écorces de grenade, d'orange, du gingembre, etc., et qu'ils pensent à peu près comme nous sur les vertus de ces substances.

Ou-poey-tse. Cette drogue a été connue de *Geoffroy*, qui l'a jugée analogue aux excroissances qui viennent sur les feuilles des ormes, et qu'on appelle *vessies d'ormes*. Elle est d'un goût très acerbe et d'une astriction très forte. Les Chinois croient que ce n'est point une production de l'arbre où elle se trouve, mais que ce sont des coques formées par de petits vers habitants de cet arbre. Quoi qu'il en soit de la nature de cette substance, elle est en grand usage à la Chine dans la médecine et dans la teinture. En la mêlant avec quelques autres drogues, les Chinois en font des tablettes appelées *clous précieux de couleur violette*, et qui sont regardées par les médecins comme un remède efficace dans une infinité de maux. Ces tablettes sont si précieuses, que l'empereur en fait fabriquer dans son palais, et en offre aux grands de sa cour et aux étrangers européens comme une marque de distinction.

Quinquina. Le quinquina a été connu à la Chine peu de temps après son introduction dans la médecine européenne. On lit dans une lettre du père Fontaney au père de la Chaise, écrite le 15 février (*Lettres édifiantes*, tome 17, page 305, édit. 1781), que, l'empereur de la Chine se trouvant malade d'urie fièvre tierce, en 1692, les pères Fontaney et Visdelou proposèrent d'avoir recours au quinquina dont ils possédaient une livre qu'on leur avait envoyée de Pondichéry. Ce remède était encore inconnu à Pékin. Nous allâmes le présenter, dit l'auteur de la lettre, comme le remède le plus sûr qu'on eût en Europe contre les fièvres intermittentes, et nous indiquâmes la manière de l'administrer. On fit l'expérience de ce remède sur trois malades qu'on gardait à vue dans le palais, et qui guérirent. L'empereur, encouragé encore par l'exemple de plusieurs seigneurs de sa cour en prit à son tour, et fut aussi guéri de sa fièvre. En reconnaissance de ce bienfait, il donna aux missionnaires un logement dans l'une des enceintes de son palais.

Opium. L'opium, dit Macartney (*Voyage en Chine*, tome 2, p. 268), est une denrée de contrebande à la Chine, et son importation est défendue. Il faut que les raisons de cette défense soient bien fortes, puisqu'il y a peine de mort contre les fraudeurs. Sans doute que les Chinois auront remarqué que cette substance leur était pernicieuse.

Camphre. Le camphre est employé à la Chine comme médicament âcre et chaud, pour dissoudre et dissiper les humeurs dans le traitement des dartres, de la gale, etc.

Substances minérales

Tsée-jen-toung. Les Chinois font beaucoup d'usage de cette

substance, dont le nom signifie demi-métal, ou matière approchant du cuivre, et qu'on trouve dans les mines de cuivre sous forme de cubes. L'un de ces cubes, attaché à un fil de soie et trempé dans du vin, de l'eau ou du thé, communique à ces liquides la vertu de ranimer la circulation et de fortifier les nerfs. Rougie au feu et réduite en poudre, puis donnée à la dose de trois fen, c'est-à-dire environ trois gros[1] dans un demi-verre de vin, les Chinois lui attribuent la propriété d'opérer le recollement des os fracturés : mais ce qu'il y a de remarquable, c'est qu'ils prescrivent en même temps au malade de garder le repos absolu pendant cent jours (*Mémoires sur les Chinois*, tome 13, p. 537). On devine aisément auquel de ces deux moyens il faut attribuer la guérison.

Acide sulfurique. L'acide sulfurique (*sulfur acidum* de *Cleyer*) paraît être connu des Chinois : ils le regardent comme échauffant, vermifuge et agissant sur les reins.

Alun. L'alun qu'ils nomment *pè-fan*, est en usage pour modérer la chaleur de la fièvre, arrêter les flux de ventre ; ils se servent de sa poudre dans la chute du rectum. Le thé fin, mêlé avec l'alun en quantité égale, et pris dans l'eau froide, est regardé par les Chinois comme un antidote contre toute espèce de poison.

Nitre. Le nitre, *po-siao*, est très commun à la Chine, au rapport des voyageurs. Les médecins l'emploient pour rafraîchir, pour dissiper les engorgements, etc. Macartney dit qu'on se sert dans plusieurs endroits d'un nitre impur au lieu de sel marin.

Corail rouge. Ils font usage du corail, *xan-ha*, pour dissiper les nuages des yeux et détruire les polypes du nez.

Cinabre. Les Chinois ont des mines abondantes de cinabre dans quelques-unes de leurs provinces ; ils emploient cette substance pour fortifier et désobstruer les viscères. Selon eux, elle ranime la faiblesse du pouls, soulage l'oppression, résiste à la malignité de la petite vérole, facilite les sueurs dans les fièvres malignes, etc. On fait prendre l'eau dans laquelle le cinabre a bouilli longtemps. Mêlé avec le soufre et délayé dans le lait de femme, il sert contre les maladies de la peau.

Mercure. Les Chinois ont des mines très abondantes de mercure ;

---

[1] Voyez, pour les mesures chinoises, l'ouvrage de *Dujardin*, et la vie d'Yu-le-Grand, par Clerc, p. 45.

ils en font usage comme nous dans le traitement de la maladie vénérienne ; ils l'incorporent avec diverses autres substances, et s'en servent pour la gale et les autres maladies cutanées : ils connaissent aussi sa propriété anthelminthique, et l'emploient dans les affections vermineuses.

Borax. Ce sel est employé à la Chine contre les maux et les inflammations de la gorge ; on le réduit en poudre et on le souffle sur la partie malade. On en trouve à Canton ; mais il vient généralement du Thibet.

Muriate d'ammoniaque. Le sel ammoniac (muriate d'ammoniaque) est également employé dans la médecine des Chinois. Les missionnaires font mention dans leurs mémoires de plusieurs espèces de ce sel,

Hiung-hoang. C'est une espèce de pierre molle qu'on trouve dans les carrières de la province de Chen-si ; elle est d'une couleur rouge-jaune, marquée de petits points noirs ; on en fait des vases ; et les médecins la regardent comme un remède souverain contre les fièvres malignes, et plusieurs autres maladies. Ils ont encore d'autres petites pierres de couleur bleue, et qui, prises en poudre, prolongent la vie, à ce qu'ils prétendent.

Aimant. Les Chinois emploient l'aimant contre les tumeurs douloureuses ; ils appliquent auparavant sur la partie de la limaille de fer bouillie dans du vinaigre (*Recueil d'observations curieuses sur les peuples de l'Asie*, Paris, 1749).

Substances animales

Musc. L'animal qui donne le musc est appelé par les Chinois *ché-hiang*, c'est-à-dire daim qui répand l'odeur. Il est timide et solitaire, et très léger à la course ; il vit dans les montagnes et se nourrit d'herbes sauvages, et surtout des jeunes branches de cèdre et de cyprès, (*Mémoires sur les Chinois*, tome 4, p. 493) Un médecin chinois dit qu'il ne faut pas approcher le musc du nez, parce qu'il contient de petits insectes qui pénètrent jusqu'au cerveau. Selon l'idée des Chinois il remédie à toutes sortes de maux et de maléfices si l'on en porte sur soi ; et si l'on en met dans son oreiller, il chasse les mauvais songes et les fantômes. Le musc offre aux

Chinois un moyen sûr de se préserver de la morsure des serpents. Quand ils vont dans les montagnes, ils mettent une petite boule de musc entre l'ongle et la chair d'un des orteils, et comme l'animal qui porte le musc mange les serpents, l'odeur de cette substance suffit pour les faire fuir.

Hai-ma ou cheval de mer. Les médecins chinois prétendent qu'il suffit de mettre cet animal dans les mains d'une femme dont l'accouchement est laborieux, pour la faire délivrer avec la plus grande facilité.

Cigale. Selon eux, les dépouilles de la cigale réduites en cendres, après avoir été desséchées, arrêtent la dysenterie. Leur poudre facilite l'éruption de la petite vérole, etc.

Sang de cerf. Il est dit, dans les livres chinois, que le sang de cerf tiré de l'animal encore vivant, au moyen d'un petit tube que l'on enfonce dans la veine qu'on vient d'ouvrir, guérit la phtisie, et presque toutes les maladies qui dérivent d'une trop grande faiblesse ou d'épuisement. Mais il ne faut pas que le cerf ait été poursuivi par les chiens, parce que, dans ne cas, son sang perd toutes ses vertus par la crainte et l'agitation qu'il a éprouvées. Il faut choisir un cerf que l'on attire au moyen d'un instrument qui imite le cri de la biche. Les chasseurs se coiffent, les uns d'une tête de cerf, les autres, d'une tête de biche, de manière à tromper ces animaux, qu'ils appellent en se cachant, dans des cabanes de branches arbres, hors desquelles ils avancent seulement la tête. La dose du sang de cerf est laissée à la volonté du malade, et est relative à ses forces. Selon les médecins chinois, le sang de lièvre jouit des mêmes vertus, mais à un degré plus faible ; celui d'âne guérit la folie, la manie, etc. ; celui de chevreuil excite les règles et les lochies (*Mémoires sur les Chinois*, tome 13, p. 535, lettre de M, Amiot).

Okiao. Cette substance n'est autre chose que de la colle de peau d'âne, remède auquel.es Chinois attribuent de grandes vertus contre le crachement de sang.

Lait de femme. Ils regardent avec raison le lait de femme comme un excellent collyre contre l'ophthalmie ; mais les yeux d'éléphant qu'on y fait tremper auparavant donnent à ce remède un air de charlatanisme (*Dujardin*, ouvr. cité, t. 1, p. 87).

CHAPITRE II

On trouve encore dans le père Duhalde l'énumération d'un grand nombre de substances employées dans la médecine chinoise, telles que la chair, le fiel, les yeux, la peau et les dents d'éléphant ; les diverses parties du chameau, le cancre pétrifié, la cire blanche de certains insectes, et beaucoup de plantes surtout dont la nature nous est inconnue. Nous ne dirons rien des vertus que les Chinois attribuent à la plupart de ces substances ; car, selon eux, chacune pourrait être regardée comme un remède universel. Il ne faudrait rien moins, par exemple, que faire la nomenclature de toutes les maladies pour indiquer les cas dans lesquels il convient d'employer le musc ou le ginseng. Un médecin chinois a écrit deux volumes sur les propriétés de cette dernière substance.

Nous ferons remarquer, en terminant cet article, que les médecins chinois ne dirigent presque jamais leurs moyens curatifs que d'après l'état du pouls, et qu'ils ne font pas de grands frais d'esprit dans la composition de leurs ordonnances, s'il faut en croire ce que nous apprend *Cleyer* (ouvrage cité, p. 73)... *Atque ut nobilissimum artis inventum uno verbo explicemus, atque quâ ratione morbis medicentur, et ad naturam reducant constitutionem, dico medicos sinenses pulsibus tantùm mederi ; quapropter in sex locis manuum, seu omnibus, seu ex illis aliquo invento pulsu contra naturali, in regulâ medicandi medicinam vulgo receptam, quærunt, inventam præparant ; ipsi enim medici sunt simul apothecarii, et ægroto dant.* On trouve en effet à la suite du traité du pouls, une série de formules adaptées à chacune des variétés du pouls en particulier.

De quelques pratiques particulières usitées dans la médecine des Chinois

Inoculation. Les Chinois ont quatre méthodes d'inoculation.

1° L'inoculation à l'eau. On prend des croûtes de petite vérole qu'on écrase dans un vase de porcelaine, en les humectant de quelques gouttes d'eau ; on en imbibe ensuite un peu de coton, dont on forme une petite boule que l'on introduit dans la narine gauche aux filles, et dans la droite aux garçons ; on ne laisse le coton dans le nez que douze heures. Le septième jour au plus tard, le levain qui a circulé dans les cinq grands viscères produit la première crise.

2° L'inoculation à sec, qui se fait en soufflant dans la narine de la poussière de croûte de petite vérole à l'aide d'un chalumeau d'argent. Cette manière d'inoculer est moins sûre que la précédente.

3° L'inoculation par les habits, qui consiste à faire porter pendant deux ou trois jours à l'enfant qu'on veut inoculer, la chemise que vient de quitter un autre enfant qui est dans la crise de suppuration. Cette méthode manque souvent aussi.

4° Enfin celle avec le pus variolique. On la fait en trempant dans le pus frais d'une petite vérole bénigne un peu de coton, qu'on introduit ensuite dans la narine (*Mémoires sur les Chinois*, tome 4, p. 392).

Moxa. C'est depuis *Pouteau* qu'on a commencé à pratiquer en France l'opération du moxa. Le moxa est la meilleure et presque l'unique ressource des Japonais et des Chinois dans la plupart des maladies. Aussi voit-on dans ces pays la plus grande partie des hommes couverts des stigmates et des cicatrices que laisse l'impression de ce caustique. Il passe pour un remède si certain, que les prisonniers, dit-on, ont la permission de sortir de prison tous les six mois pour se le faire appliquer. L'usage est d'en réitérer l'application au renouvellement des saisons, à peu près comme en Europe on a recours à la saignée et aux purgations. L'application s'en fait également à tous les âges, et chez les deux sexes. *Ten-Rhyne* dit que par ce moyen on élude et on charme toutes les douleurs. Les Chinois n'en font pas un usage si fréquent que les Japonais.

Les Chinois appellent indifféremment l'application du moxa et celle des aiguilles *xin-kien* (Ten-Rhyne, *de acupuncturâ*). Au Japon, on donne le nom de *farrittate* à ceux qui appliquent les aiguilles ; et s'ils joignent à cet art celui d'appliquer le moxa, on les nomme *farrawyts-tensas*. Voici la préparation du moxa à la Chine et au Japon : on ramasse les feuilles les plus tendres de l'armoise (*artemisia latifolia*) et ses sommités ; on les fait sécher à l'ombre ; on les frotte dans les mains ; on en ôte les fibres, et l'espèce d'étoupe qui reste est conservée pour l'usage, et prend le nom de moxa. Le plus ancien est réputé le meilleur. On forme entre les doigts de petites masses d'une forme pyramidale, qui excèdent un peu le volume d'une poire ; quelquefois on enveloppe dans du papier cette laine végétale, et on la comprime dans la main, afin qu'elle soit plus uniformément broyée. On en coupe des globules, qu'on applique à l'endroit malade ou douloureux qu'on veut brûler ; le sommet de cette étoupe s'allume avec une mèche ou quelque matière enflammée. Les riches, qui portent le luxe partout, se servent, pour cela, d'une bougie composée de musc, d'alun en poudre, et de quelques aromates propres à flatter l'odorat. Le feu ne gagnant l'étoupe qu'avec assez de lenteur, ne la réduit pas toute entière en cendre, et il reste à sa base un petit segment, de manière que l'épiderme est attiré sans violence, et qu'il s'y élève une petite vessie ou pustule. Le plus souvent la trace du feu n'est qu'une tache cendrée. Le moxa attire à vue d'œil les humeurs viciées, et les absorbe de manière qu'elles sont totalement consumées sans que la peau le soit ; car, dit *Ten-Rhyne* dans son enthousiasme pour ce remède, à la chaleur de cette étoupe, les humeurs affluent plus précipitamment qu'un homme ne court à l'incendie lorsque la cloison de la maison voisine est en feu.

L'application du moxa n'est pas aussi douloureuse qu'on pourrait le croire, et les enfants même la supportent sans verser beaucoup de larmes. Chez les personnes faibles, on la réitère trois ou quatre fois ; mais, chez les malades forts et robustes, on la répète jusqu'à vingt, trente, cinquante fois, ou même plus. *Ten-Rhyne* est cependant forcé de convenir que ce remède jette les malades dans des angoisses qui vont jusqu'à la syncope, lorsqu'on en porte l'application à l'excès.

Après l'application du moxa, *Ten-Rhyne* nous apprend que le topique vulgaire des Japonais est la feuille de plantain légèrement flétrie par le feu, ou broyée entre les mains. Appliquée par le côté lisse, elle ferme la plaie, et par son côté nerveux, au contraire, elle fait suinter un peu de sérosité. Les jours qui suivent l'application du moxa, on touche à plusieurs reprises la partie cautérisée avec le bout du doigt ou avec un linge propre trempé dans de l'eau chaude légèrement marinée. On a observé que, par ce moyen, la sérosité purulente s'échappait plutôt et plus sûrement de la partie ulcérée.

Les médecins de la Chine et du Japon distinguent, par des figures singulières qui font partie de leur art, les endroits où doit se faire l'application du moxa, et c'est en cela que consiste une partie de leur science et de leur habileté. Ces figures, qui sont gravées, furent, dit-on, composées d'abord par un habile médecin chinois nommé

Oyt, sous le règne de la famille *Sio-Nojo*, qui est de l'antiquité la plus reculée. On y voit la marche des vaisseaux telle que les Chinois l'imaginent. L'art de l'acupuncture ayant des principes communs avec celui de l'application du moxa, on a réuni dans ces mêmes planches l'indication précise des endroits où l'on doit pratiquer l'une ou l'autre de ces opérations. Les endroits qu'il faut piquer sont désignés par des points verts et ceux qu'on doit brûler par des points rouges. La connaissance de ces endroits a paru si importante, qu'elle est abandonnée à des experts, comme sont chez nous les bandagistes. Ces hommes indiquent leur profession en faisant peindre sur le devant de leurs boutiques les figures dont nous venons de parler (Voyez ces figures dans l'ouvrage de *Dujardin*, t. 1, p. 104).

Kæmpfer remarque que les règles les plus générales pour pratiquer convenablement l'opération du moxa consistent à éviter, autant que possible, de la faire sur le trajet des nerfs, des tendons, des artères et des veines.

Les Chinois et les Japonais emploient le moxa dans les douleurs rhumatismales, dans les maladies des yeux, à la nuque et aux épaules ; dans la gonorrhée ou la faiblesse des organes génitaux, au sacrum ou à la région lombaire ; dans les maux de dents, au menton ; dans la phthisie, à la région lombaire et sur les côtés de l'épine. Ils l'emploient aussi contre la goutte, la sciatique et autres maladies de ce genre, qu'ils attribuent à des vapeurs nuisibles retenues dans les organes. Ils en font usage encore dans l'ascite, la tympanite, etc. Ils le défendent dans les fièvres ardentes, dans l'accès des fièvres intermittentes, dans le rhume de cerveau, etc. (Voyez, pour tout ce qui a rapport au moxa, l'*Encyclopédie méthodique*, chirurgie, t. 2, p. 81 ; *Dujardin*, ouvr. cité, t. 1, p. 88 ; Kæmpfer, *Amœnitates exoticæ*, p. 596 ; *Ten-Rhyne, de acupuncturâ* ; et pour les avantages qu'on peut en retirer, l'*Encyclopédie méthodique, médecine*, t. 1, p. 202, art. *adustion*.)

Un phénomène singulier qui a surpris *Ten-Rhyne*, dit *Dujardin*, c'est que le moxa, appliqué trois pouces au-dessous de l'ombilic le long de la ligne blanche, a produit une impuissance certaine. Mais, comme le remarque l'Encyclopédie (*médecine*, t. 1, p. 219), c'est sans doute parce qu'alors on avait trop approché le feu de l'anneau inguinal, et qu'il avait pénétré trop profondément, de manière à endommager le cordon des vaisseaux spermatiques.

Acupuncture. L'acupuncture est une opération usitée dès longtemps chez les Chinois et les Japonais, et qui consiste en des piqûres plus ou moins profondes qu'on fait dans diverses parties à l'aide d'aiguilles d'or ou d'argent. On enfonce ces aiguilles en frappant avec un petit maillet d'ivoire, d'ébène, ou de quelque autre bois très dur. Pour bien pratiquer l'acupuncture, les médecins chinois veulent que l'aiguille soit longue, bien affilée et ronde ; le manche doit être tourné en spirale. Le maillet est poli des deux côtés, mais percé de petits trous peu profonds, comme un dé à coudre, pour recevoir la tête de l'aiguille. Le manche est creusé dans sa longueur pour lui servir d'étui, et elle y est retenue par un ruban de soie fixé à l'extrémité de ce manche. (Voyez les figures données par *Dujardin*, t. 1, p. 104).

On introduit l'aiguille dans la partie affectée par une simple piqûre, ou en la tournant entre le pouce et le doigt indicateur, ou en l'enfonçant légèrement avec le maillet, selon la nature de la maladie et la structure de la partie sur laquelle on opère. L'aiguille doit être légèrement imprimée dans la partie malade, à moins que la nécessité n'exige le contraire, comme dans certaines maladies de la tête, ou l'on enfonce quelquefois l'aiguille jusqu'au crâne, ainsi que dans quelques affections de la matrice, où l'on ne craint point de percer cet organe.

L'aiguille doit être retenue dans la partie l'espace de trente respirations, si le malade peut le supporter ; sinon on la retire pour la remettre de nouveau à trois quatre, cinq ou six reprises si le malade en a le courage, et que le mal soit opiniâtre.

Pour subir cette opération, le malade doit être à jeun ; si la maladie est grave, on fait la piqûre profonde. On pique les adultes plus profondément que les jeunes gens et les vieillards ; ceux qui sont gras et charnus plus que ceux qui sont maigres et délicats. Chez les personnes faibles on applique les aiguilles à l'abdomen ; et chez les personnes fortes, au dos, et quelquefois aux lombes ; mais, en général, c'est presque toujours sur le siège même du mal que l'on fait les piqûres. Lorsqu'on a de la peine à sentir le pouls, on pique le bras aux environs des veines. Les opérateurs observent de ne piquer que superficiellement sur les gros troncs de nerfs, les tendons et les ligaments, où ils ont remarqué que la piqûre produisait des accidents graves.

La ponction est spécialement pratiquée dans les maladies des deux régions de l'abdomen.

On la fait à la tête dans la céphalalgie, l'affection soporeuse, l'épilepsie, l'ophthalmie et autres maladies que les Chinois croient produites par des vents malins.

On pique l'abdomen dans les coliques, la dysenterie, l'anorexie, l'hystérie, les douleurs vagues, etc. On perce l'utérus des femmes enceintes, lorsqu'avant le terme de l'accouchement le fœtus fait des mouvements extraordinaires ; on porte alors la témérité jusqu'à percer le fœtus lui-même, afin que, surpris par cette piqûre, il cesse ses mouvements excessifs. Enfin, on fait encore usage de l'acupuncture dans l'apoplexie, les convulsions, le rhumatisme, les fièvres intermittentes et continues, les affections vermineuses, le choléra-morbus, et dans une foule d'autres maladies. (Voyez, pour plus de détails, *Ten-Rhyne*, ouvrage cité.)

M. *Sue*, dans son mémoire déjà cité, indique deux livres chinois qui traitent de l'acupuncture, et qu'on trouve à la bibliothèque impériale, le premier marqué dans le catalogue, n° 31, p. 375, sous le titre *Tum-gin*, ou *bubonum seu pustularum aperiendarum tabulæ, seu liber tabularum chirurgicarum*. Cet ouvrage, écrit l'an onzième de l'ère chrétienne, n'est composé en grande partie que de figures qui représentent les diverses parties du corps de l'homme et de la femme qu'on doit piquer avec les aiguilles. Le second de ces ouvrages, indiqué sous le n° 58, p. 381 du catalogue, a pour titre : *Ars pustulas acu chirurgicâ tollendi* ; il n'est que manuscrit. *Fourmont* pense que c'est le travail de quelque Européen qui aura exercé la médecine à la Chine ; il renferme des planches comme le précédent.

L'acupuncture peut sans doute être utile dans certains cas, et elle doit agir en appelant dans la partie une affluence plus considérable d'humeurs par l'irritation qu'elle y détermine. Son action est donc analogue à celle du moxa ; mais peut-être aussi, comme l'observe judicieusement *Dujardin*, doit-elle une grande partie de ses merveilleux effets à l'imagination, cette heureuse dispensatrice de tant de biens physiques et moraux. On doit remarquer ici quelque analogie entre l'acupuncture des Chinois et le perkinisme, cette pratique imaginée par *Perkins*, médecin aux États-Unis d'Amérique, et qui fut quelque temps en grande vogue dans le nord de l'Europe.

Massage. Le massage est une pratique particulière que les Chinois ont empruntée des Indiens ; il consiste à pétrir lentement, et avec douceur, les différentes articulations du corps, pour exciter une sensation voluptueuse, ou quelquefois à piler avec les deux poings fermés, à distendre les membres de l'individu qui se soumet à cette opération. Ceux qui exercent le massage y mettent beaucoup d'adresse. Les Indiens se font masser par leurs esclaves, principalement au sortir du bain, et ils paraissent y trouver beaucoup de plaisir ; le massage augmente la transpiration insensible, facilite la circulation du sang, et rend plus souple et plus dispos. Aussi les médecins indiens et chinois ont-ils recours à ce moyen dans les courbatures ; ils prétendent que le massage enlève comme par enchantement le malaise que fait éprouver la fatigue. Cette pratique n'est peut-être point à dédaigner, et, modifiée selon les circonstances, on pourrait sans doute en attendre de bons effets. Outre qu'elle doit aider au développement du corps comme tous les exercices de la gymnastique, ne pourrait-elle pas encore, ainsi que l'observe M. *Cossigny*, devenir utile, comme moyen curatif, dans certaines affections chroniques, telles que les engorgements lymphatiques, les rhumatismes, etc. ?

Cong-fou. Le *cong-fou* chinois consiste en des pratiques superstitieuses, des postures singulières dans lesquelles il faut se tenir pour la guérison de certaines maladies ; les bonzes s'y livrent plus particulièrement, surtout ceux de la secte d'un certain *Lao-tsée*, ou *Lao-kum*[1]. Ces prêtres ont tellement environné des ténèbres et des nuages épais de la superstition la vraie théorie du cong-fou, qu'ils ont persuadé à la multitude que c'était un exercice de religion qui, en guérissant le corps de ses infirmités, affranchissait l'âme de la servitude des sens, la préparait à entrer en commerce avec les esprits, et lui ouvrait la porte de je ne sais quelle immortalité où l'on arrive sans passer par le tombeau[2]. L'auteur du mémoire où nous avons puisé ces notions remarque que certains empereurs

---

1 *Lao* veut dire en chinois science des sciences ; et *tsée*, celui qui enseigne.
2 *Mémoires sur les Chinois*, t. 4, p. 441.

n'ont pu se défendre d'y croire, et que les lettrés ont beau s'égayer aux dépens du cong-fou et en montrer tout le ridicule, on rit de leurs plaisanteries, on applaudit à leurs raisons, et on continue cependant à y croire avec toute la chaleur du fanatisme le plus frénétique. De telles rêveries doivent paraître bien pitoyables sans doute ; mais nous sommes-nous réservé le droit de déplorer la faiblesse d'esprit des Chinois, nous qui avons compté dans notre Europe tant de têtes assez crédules pour ajouter foi à des théories tout aussi ridicules que celles du cong-fou ? Le magnétisme, en effet, n'a-t-il pas eu et n'a-t-il pas encore de nombreux partisans dans les classes les plus relevées de la société, et même parmi des hommes savants et recommandables d'ailleurs.

Le cong-fou comprend deux choses : la posture du corps et la manière de respirer.

Il y a trois postures principales : on peut être debout, assis ou couché. Les bonzes entrent ensuite dans les plus grands détails sur toutes les attitudes nombreuses qui peuvent modifier chacune de ces postures. Par exemple, on peut être debout et en même temps les pieds collés l'un contre l'autre et les bras pendants, un pied en l'air, le corps penché, les bras en croix, etc., assis, les jambes pendantes, tendues, croisées, etc. On peut être couché sur le dos, sur le ventre, sur le côté, le corps replié en boule, etc. La langue est chargée, selon l'espèce de cong-fou, de faire dans la bouche des balancements, des pulsations, des frottements, et d'exciter la salivation ; les yeux se ferment, s'ouvrent, tournent, se fixent ou clignotent. Une des choses les plus singulières, c'est que les *lao-tsée* prétendent que, quand ils sont tournés longtemps l'un vers l'autre, en regardant la racine du nez, cela suspend la pensée, met l'âme dans un calme profond, et la prépare au *farniente* d'inertie, qui est l'exorde de la communication avec les esprits.

Il y a trois manières de respirer dans le cong-fou : 1° par la bouche ; 2° par le nez ; dans la troisième, l'inspiration et l'expiration, se font, l'une par la bouche, et l'autre par le nez. La respiration est tantôt *précipitée, filée, pleine, éteinte* ; elle se fait tantôt par sifflement, par sauts, par répétition, de manière qu'il y ait trois inspirations consécutives avant une expiration, et vice versa ; par attraction et déglutition, en faisant venir de l'estomac l'air de l'inspiration, et avalant celui de l'expiration, etc., etc.

Le cong-fou consiste donc dans une certaine posture en laquelle on se tient quelque temps en respirant d'ailleurs de l'une des manières indiquées. C'est à l'art à les choisir, selon le genre de la maladie. Le matin est le temps favorable pour le cong-fou, parce que les humeurs sont plus tranquilles et les membres plus souples. Dans certaines circonstances, le malade doit être nu à mi-corps, et chargé d'un poids sur la tête ou sur les épaules. Il faut encore que la bouche soit à demi-pleine d'eau ou de salive. On ajoute à toutes ces pratiques l'usage de potions, de tisanes ou de médecines variées selon les cas ; mais il est facile de voir que ce n'est qu'une adresse des bonzes pour faire attribuer au cong-fou l'honneur des guérisons, qui ne sont dues qu'aux remèdes ou à la nature.

Ceux qui regardent le cong-fou comme une pratique ancienne de médecine disent que, le mécanisme du corps humain étant tout hydraulique, l'art de rappeler à la santé consiste dans le rétablissement de l'équilibre dans la circulation des humeurs et des esprits ; ils pensent que la circulation des liquides a continuellement à vaincre les deux grands obstacles de la pesanteur et du frottement, et que l'air qui pénètre dans les poumons tend à augmenter ou diminuer leur fluidité et la force de leur mouvement ; et, d'après ces principes, si contraires aux lois de la saine physiologie, les diverses positions du corps doivent faciliter ou gêner la circulation de ces liquides. Selon eux, la situation horizontale est la plus favorable à la circulation, et la position droite la rend plus difficile. Ce n'est pas tout : ce qui la retarde dans un endroit lui donne plus de force où elle ne trouve pas d'obstacle, et dès lors aide les humeurs et le sang à vaincre les engorgements qui y gênent leur passage, etc., etc. Ils concluent enfin, que le cong-fou doit opérer un dégagement salutaire dans toutes les maladies qui viennent d'une circulation embarrassée, retardée ou interrompue.

L'auteur du mémoire où toutes ces choses se trouvent détaillées réclame l'attention des médecins européens sur cette doctrine, et demande si l'on ne pourrait point tirer quelque avantage du cong-fou. Mais on sent aisément que, le corps vivant n'étant point soumis comme la matière inorganisée aux lois générales de la physique, toutes les postures qu'on peut donner à ses diverses parties ne sauraient influer d'une manière sensible sur le mouvement et la répartition des humeurs ; et, en supposant même que l'effet pût en être utile, il faudrait conserver longtemps ces positions, et cette idée seule suffirait pour faire abandonner un pareil moyen. On trouve à la fin du mémoire dont il s'agit des figures gravées qui représentent des malades demi-nus, dans diverses postures dont le ridicule en fait bien sentir toute l'inutilité.

Ce qu'on vient de lire sur le cong-fou fait bien voir jusqu'à quel point la crédulité humaine peut être portée. Au reste, les Chinois passent pour être très superstitieux, et leur croyance à la métempsycose le prouve assez. C'est l'imposture et le charlatanisme des bonzes qui se sont emparés de leurs esprits, jusqu'au point de leur faire admettre tant de folies pour des vérités[1].

Nous avons cru qu'on pouvait comparer la faiblesse des Chinois qui croient au cong-fou, à celle des Européens partisans du magnétisme ; et en effet, ces deux rêveries de l'esprit humain, également ridicules, également fausses, ont besoin d'une égale dose de folie pour être admises. L'auteur des lettres chinoises [2] compare le cong-fou aux pratiques des convulsionnaires de Paris. On y lit le passage suivant (t. 1, lettre 9) :

« La secte des Lao-tsée me paraît assez semblable à celle des convulsionnantes de Paris. L'entêtement des Chinois ne peut être excusé que par celui que certains Français font paraître pour des superstitions et des extravagances aussi ridicules. Il y a eu ici un homme appelé *Pâris*, qui est le Lao-kum des Parisiens. Je t'instruirai de sa vie, des opinions de ses sectateurs dans ma première lettre ; et tu verras que, s'il y a bien des fous parmi nos compatriotes, il n'y en a guère moins chez les Français.

On y lit encore dans un autre endroit (t. 3, lettre 78) :

« Les Européens, qui se piquent d'être les peuples les plus éclairés de l'univers, qui, de trois mots qu'ils disent, en emploient un à faire l'éloge de leur raison, ont eu de tout temps parmi eux un nombre infini d'enthousiastes. L'Espagne a produit les *iluminados* ; l'Italie, les molinosistes ; la France, cette France si raisonnable et si spirituelle, les quiétistes, les fanatiques cévenols. Aujourd'hui

---

[1] *Histoire générale de la Chine*, par l'abbé Grosier, t. 13, p. 582.

[2] Lettres chinoises, ou correspondance entre un Chinois voyageur à Paris, et ses correspondants à la Chine, en Perse, etc. par l'auteur des Lettres juives et des Lettres cabalistiques. La Haye, 1740.

elle nourrit dans son sein quatre ou cinq mille convulsionnaires jansénistes, et un million de personnes qui ajoutent foi aux convulsions, et les regardent comme venant d'un ordre immédiat du ciel.

N'est-ce pas ici le cas de dire avec Senèque *Nullum magnum ingenium sine mixturâ dementiæ* ?

CHAPITRE III
Considérations hygiéniques sur le climat, les productions et la population de la Chine ; les mœurs, la manière de vivre, et les maladies les plus ordinaires des Chinois

On sent aisément que, dans un pays aussi étendu que la Chine, la température doit varier selon les diverses provinces[1]. En général, l'air y est sain, et les hommes y parviennent communément à un âge avancé. Pékin est plus méridional que Paris de près de neuf degrés. La chaleur de l'été y va quelquefois jusqu'à produire des maladies funestes, et le froid de ses hivers est, sinon plus grand, au moins aussi grand qu'à Paris[2]. On lit, dans les relations des missionnaires, que plusieurs d'entre eux ne purent supporter la rigueur du froid qui se fait sentir à Pékin. Cependant la température doit être en général plus élevée à la Chine qu'en France, puisque les provinces du nord de cet empire répondent à peu près, pour la latitude, à nos départements méridionaux ; et les chaleurs doivent être excessives dans les provinces du midi qui s'avancent jusqu'au dix-huitième degré. Gemelli (Voyage en 1695) quitta Pékin, rebuté par le froid. Le père Grimaldi s'assura qu'en Pologne, dix degrés plus au nord, il ne fait pas plus froid, (l'abbé *Prévost*, t. 5, p. 491)

Le père Duhalde (t. 2, p. 138), pour donner une idée de la richesse de ce pays, dit qu'il n'est presque rien dans les autres pays qu'on ne trouve à la Chine, et qu'il y a en outre une infinité de choses qu'on chercherait vainement ailleurs. Il y croît beaucoup de grains, du riz, du froment, de l'orge, du millet, différentes espèces de pois,

---

[1] La Chine est comprise entre le 18e et le 42e degré de latitude septentrionale, et entre le 95e et le 121e de longitude orientale, (Boucheseiche, *Notions élémentaires de géographie*, p. 265).

[2] *Mémoires des Chinois*, t. 11, p. 183.

des fèves, et beaucoup d'herbes et de légumes. La Chine a encore beaucoup de fruits qui lui sont particuliers, outre ceux, qu'elle a de communs avec l'Europe et l'Amérique. Macartney dit que les Chinois ont des ignames, des patates douces, de petits oignons blancs très délicats, et beaucoup de plantes potagères. On prétend qu'ils ont des melons délicieux dont l'espèce nous est inconnue. La pomme de terre, qu'ils ne connaissent point, pourrait être une acquisition précieuse pour eux. Ils ne possèdent aucune bonne espèce de cerises. Ils ont beaucoup d'oranges, les groseilles, les framboises, les olives leur manquent. (Voyez, pour l'agriculture chinoise et les arbres, les plantes, les fleurs qui sont particulières à la Chine, le quatrième volume du Voyage de Macartney, depuis la page 19 jusqu'à la page 30 ; le tome 6 de l'*Histoire des Voyages* à l'article *Histoire naturelle de la Chine* ; le tome 13 de l'Histoire générale de la Chine, page 313, et le tome 11 des *Mémoires sur les Chinois*, page 183, où l'on peut lire un mémoire intéressant sur les plantes de la Chine qu'on pourrait cultiver en France avec succès.)

Tous les voyageurs conviennent de l'immense population d la Chine ; mais tous ne s'accordent pas dans les calculs qu'ils font à ce sujet. Suivant ceux de M. Amiot, l'un des missionnaires les plus instruits et les plus dignes de foi, la population de la Chine, vers le milieu du dix-huitième siècle, se montait à deux cent millions d'habitants (Histoire générale de la Chine, tome 13, page 268) ; et, d'après un tableau de la population de la Chine donné par Macartney, le nombre de ses habitants s'élève à trois cent cinquante-trois millions. Cette population surpasse de plus du double celle de toute l'Europe, qu'on n'évalue qu'à cent soixante millions d'âmes. Par quel art merveilleux une législation, une police uniformes, entretiennent-elles cette immense multitude dans la soumission ? Imaginerait-on qu'il fût possible de réduire sous les mêmes lois tous les peuples de l'Europe, je ne dis pas pendant quarante ou cinquante siècles ; mais seulement pendant cent ans ? Quelle amélioration le plus profond politique voudrait-il donner à la législation chinoise ? Serait-il sans danger d'inspirer à ce peuple le goût des innovations, etc. ? Ces réflexions de M. *Charpentier-Cossigny* m'ont paru dignes d'être rapportées ; et, en effet, quelle source inépuisable de lumières et de raisonnements ne serait-ce point là pour l'historien-philosophe qui voudrait approfondir jusqu'à quel point les lois, les mœurs, les diverses institutions de la société, portent leur influence sur la propagation de l'espèce humaine, et quelles ont été les causes qui, à tant d'époques différentes, ont bouleversé les empires ? Quoi qu'il en soit, cette immense population de la Chine prouve nécessairement en faveur des lois, de la morale, de la salubrité et de la fertilité de ce pays. Il est vrai qu'au rapport des voyageurs, certaines provinces de la Chine sont quelquefois affligées par la famine ; mais cela peut s'expliquer facilement par les deux raisons suivantes, malgré la richesse naturelle du pays : d'abord, c'est que la fabrication du vin et de la raque, ou eau-de-vie, emporte une grande consommation de grains ; puis, à cause de l'impossibilité où sont les provinces tourmentées par la disette de recevoir des secours des pays voisins ; car on remarque que la Chine fournit une grande quantité de grains aux pays étrangers, et qu'elle n'en reçoit elle-même que très peu.

La grande population de la Chine suffirait seule pour prouver que les mœurs y sont douces et pures, si tous les voyageurs ne nous apprenaient que ce peuple, poli jusqu'à l'excès, et vertueux par habitude autant que par principe, trouvait son bonheur dans sa soumission aux lois et dans la pratique de toutes les vertus. Aucun autre peuple en effet n'a peut-être autant écrit sur la morale, n'en a fait une étude plus particulière, et en même temps ne s'est montré plus fidèle observateur de ses préceptes. On sait qu'à la Chine les femmes, ordinairement séparées des hommes, ne communiquent que très rarement avec eux ; cet usage, qui ôte à la société tout son agrément, doit pourtant, il faut en convenir, influer d'une manière sensible sur l'austérité des mœurs ; mais c'est payer trop cher sans doute l'avantage d'être plus raisonnables. On n'ignore pas non plus que la polygamie est permise à la Chine ; et cette habitude, qui choque tellement nos principes, a été regardée comme nécessaire par les législateurs des Chinois, tant à cause du développement précoce des femmes dans ce pays, et par conséquent du peu de durée de leurs attraits, que parce qu'il naît à la Chine beaucoup plus de femmes que d'hommes. Cette opinion est aussi celle de Montesquieu. M. Amiot, dans une lettre écrite de Pékin, le 28 septembre 1777, rapporte que Confucius (Con-fou-tsée) a dit dans un style allégorique, en parlant de la polygamie : *Quand l'habit que l'on porte est vieux, usé, ou hors d'usage, on peut en prendre un autre*. Parmi les raisons que les lettrés donnent en faveur de la polygamie, ils disent : *À la Chine, il naît constamment plus de filles que de garçons ; que faire donc de l'excédent de ces filles ?* Je laisse à d'autres à discuter de quelle valeur peut être cet argument ; mais il paraît certain, d'après les calculs les plus exacts, qu'à la Chine le nombre des filles surpasse, chaque année, d'un cinquième celui des garçons.

Les Chinois attachent avec raison beaucoup d'importance à l'éducation de leurs enfants ; ils n'ont point la mauvaise habitude de les emmailloter ; c'est pourquoi ou voit parmi eux très peu de gens mal faits ou infirmes[1]. Le livre des Rites veut que l'éducation commence aussitôt que l'enfant vient de naître ; il tolère les nourrices, mais il impose aux mères de grandes précautions pour les choisir. Une nourrice doit être modeste dans son extérieur et dans ses manières, vertueuse dans sa conduite, parlant peu et ne mentant jamais, d'un caractère doux, affable envers ses égaux, respectueuse envers ses supérieurs. C'est beaucoup exiger, dira-t-on ; mais l'éducation et les mœurs chinoises rendent ce choix moins embarrassant qu'on ne pourrait le présumer ailleurs[2].

On lit, dans le neuvième volume des *Mémoires sur les Chinois*, (p. 401, note 56), les préceptes les plus sages sur les études et l'éducation des enfants.

La sobriété paraît être une des vertus des Chinois. Au rapport de Macartney (tome 3, page 191), ils ne sont enclins à aucune sorte d'excès ; et le même auteur pense que la vie frugale et active qu'ils mètrent les exempte de beaucoup de maladies ; d'où l'on peut conclure que la médecine est moins utile à la Chine qu'en Europe. Outre que les Chinois évitent tous les excès, le travail continuel auquel ils se livrent (car ils n'ont point, comme nous, de fêtes ou de jours de repos périodiques) entretient leurs forces et leur vigueur, et les préserve en général des passions, qui n'y trouvent pas autant qu'ailleurs d'occasions de se développer. (Pékin n'a ni promenades publiques, ni spectacles, ni bals.)

Les Chinois ne connaissent pas le pain, malgré qu'ils aient du

---

1 On lit dans le voyage de Macartney que les Anglais n'ont pas rencontré une seule personne estropiée dans la route qu'ils firent depuis l'extrémité septentrionale jusqu'à l'extrémité méridionale de l'empire.

2 *Histoire générale de la Chine*, t., p. 625.

CHAPITRE III

froment et plusieurs autres espèces de grains, Macartney dit (t. 2, p. 384) qu'ils mangent, en guise de pain, du riz ou d'autres grains bouillis. Ils font aussi avec le blé sarrasin des gâteaux cuits à la vapeur de l'eau bouillante qui remplacent assez bien cet aliment.

Les végétaux sont la base de la nourriture des Chinois, et surtout des habitants de la campagne ; mais, à la Chine comme ailleurs, le luxe des tables se fait remarquer dans les villes, où l'art de la cuisine est cultivé, et où l'on fait un grand usage des viandes. L'empereur Canghi, dans ses Observations de physique, dit, en comparant le régime des campagnes à celui des villes : *Les mets succulents dont on charge les tables sont la première cause des maladie multipliées dont se plaignent les riches, et que les pauvres ne connaissent point ; la nature nous rend en douleurs et en infirmités les plaisirs raffinés qu'on demande au luxe et à la gourmandise. Mangez peu et vous digérerez beaucoup.* Cette phrase renferme un traité d'hygiène tout entier. Parmi les viandes qu'on mange à la Chine, celle de cochon tient le premier rang : c'est le mets le plus délicieux dont puissent faire usage les gens riches ; ils la préfèrent à toute autre, et elle fait comme la base de leurs repas. Cette viande est saine, nullement indigeste, et d'un meilleur goût qu'en Europe. C'est une excellente chose, dit-on, qu'un jambon de la Chine. Il paraît que le cochon dont il s'agit n'est point le même que le nôtre. La chair des juments sauvages est aussi fort estimée. Le gibier d'Europe, que les Chinois ont aussi en grande quantité ; les nerfs de cerf et les nids d'oiseaux ; les pattes d'ours et divers animaux sauvages qui leur viennent salés de Siam, de Camboye et de la Tartarie, font les délices des tables des gens riches [1]. Quant au peuple, il fait sa nourriture de la chair des chevaux, des chiens, même morts de vieillesse ou de maladie ; il manie aussi sans répugnance la chair des chats, des rats et autres animaux. Le père Duhalde, qui rapporte ces faits, dit que ces viandes se vendent publiquement dans les rues. Il paraît bien étonnant que, chez un peuple qui se fait remarquer par la sagesse de ses règlements, la police ne s'oppose point à ce qu'on fasse un pareil usage de viandes malsaines. Voilà sans doute, de la part des Chinois, une infraction à l'une des lois les plus sages de l'hygiène ; et il pourrait en résulter de plus graves inconvénients, si, comme nous l'avons dit, les végétaux ne formaient la principale nourriture à la Chine. Selon *Gemelli Careri*, tous les mets des Chinois, en général,

---

[1] Duhalde, t. 2, p. 138.

ont peu d'agrément pour un étranger : ils consistent ordinairement en légumes et en herbes prises en substance ; car les Chinois mangent jusqu'à la mauve, que nous n'employons qu'en médecine ; et ce qu'il y a de pis, ces insipides ragoûts se mangent froids et à demi-crus. Un Chinois préfère les légumes à la volaille[1] ; mais peut-être est-ce par la facilité qu'on a de se procurer cette dernière. À la Chine on a une perdrix pour un sou, et un chevreuil ne coûte que huit sous. Les mets ne sont assaisonnés qu'avec du sel et un peu de poivre : ce dernier est, de toutes les épices, celle dont les Chinois font une plus grande consommation ; ils y mêlent rarement du piment. Ils ont un ragoût composé de tripes de cochon, qui est en général très estimé des Européens. Ils ne font que deux repas par jour : l'un à dix heures du matin, et l'autre à six heures du soir.

Les Chinois ont la singulière habitude de boire toujours chaud dans leurs repas : ils ne boivent ni vin d'Europe, ni café, ni chocolat ; mais ils ont un vin particulier dont ils font un usage habituel, et qu'ils appellent *sam-sou* : c'est une liqueur forte, extraite du riz ou du mil fermentés et distillés, et dont l'odeur est très fétide. Les Chinois ont cependant des raisins, et on dit qu'autrefois ils en faisaient du vin. Ce fut sous *Yu*, empereur de la première dynastie, qu'un nommé *Y-tié* inventa le vin chinois. Voici la manière de composer ce breuvage : ou laisse tremper le riz dans l'eau, avec quelques aromates, pendant vingt ou trente jours, et ensuite on le fait cuire ; quand il est liquéfié au feu, il fermente aussitôt, et se couvre d'une écume vaporeuse assez semblable à celle de nos vins nouveaux. Sous cette écume se trouve un vin très pur ; on le tire au clair, et on le verse dans des vases de terre bien vernissés ; avec la lie qui reste, on fait une eau-de-vie qui n'est guère moins forte que celle d'Europe[2]. Mais les Chinois n'emploient pas que le riz pour faire du vin ; ils se servent encore pour cet usage de plusieurs autres espèces de grains, comme le mil rond mondé, l'orge, l'avoine, le froment, etc. ; quelquefois aussi ils aident la fermentation avec un levain fait de farine de froment et de son délayés dans l'eau, puis desséchés sous forme de biscuits. (Voyez, pour de plus amples de détails à ce sujet, le tome 5 des *Mémoires sur les Chinois*, page 468).

On se demandera maintenant quels doivent être les effets de cette

1 *Histoire générale des voyages*, t. 5 p. 485.
2 Extrait de l'*Histoire d'Yu-le-Grand et de Confucius*, par Clerc, in-4°, p. 542.

espèce de boisson sur la santé des Chinois. Est-elle plus convenable ou moins avantageuse que le vin dont nous faisons usage, et que nous regardons, peut-être si mal à propos, comme un de nos premiers besoins ? L'habitude qu'ont les Chinois de prendre toutes leurs boissons chaudes doit-elle leur être favorable ou nuisible ? et l'usage abondant qu'ils font du thé peut-il être, comme on l'a prétendu, un moyen de prolonger leur existence en les préservant d'un grand nombre de maladies ? Ce sont là autant de questions dont la discussion présenterait le plus grand intérêt ; mais les bornes de cet ouvrage, déjà trop étendu, ne nous permettent point de nous y livrer. Tout le monde connaît les idées du célèbre *Tissot* sur l'usage des boissons chaudes, et en particulier du thé (voyez son *Traité sur la santé des gens de lettres*, p. 203, in-12, 1769). Mais ce savant médecin ne tombe-t-il point dans l'exagération lorsqu'il dit qu'*on pourrait juger, en faisant attention à la santé des habitants d'une ville, s'ils boivent du thé ou s'ils n'en boivent pas ?* Cette manière de voir, qui fut aussi celle de Boerhaave et de tous ses disciples, paraît sans doute étayée des meilleurs raisonnements ; mais comparer les théières à la boîte de Pandore, et vouloir avec Tissot prohiber le thé dans toute l'Europe, ne serait-ce passe se priver d'une boisson toujours agréable, et parfois utile ? *In extremis mala.* Il y a ici une opposition bien remarquable (quoi qu'en dise *Tissot*, dans une note, ouvrage cité p. 214) entre les résultats funestes qu'on dit avoir observés en Europe de l'usage du thé, et les vertus presque miraculeuses qu'on lui attribue dans la Chine et au Japon.

Quel parti prendre en pareille matière, et qui fera découvrir la vérité ? Il est très probable que l'on a également exagéré de part et d'autre. Ce serait un ouvrage bien intéressant que celui qui aurait pour but la partie de l'hygiène qui regarde le régime, et dans lequel on chercherait à établir quels aliments, quelles boissons sont les plus convenables à l'homme, mais considéré dans l'état de nature, et non point changé, détérioré par ses habitudes. Un tel ouvrage ne pourrait être entrepris que par un homme doué d'une vaste érudition, et exempt en même temps de toute prévention en faveur des usages reçus. Ce serait une sorte de code que peut être on ne parviendrait jamais à faire adopter, mais qui n'en renfermerait pas moins les préceptes les plus utiles. Il doit paraître bien singulier, en effet, qu'on ait établi des codes pour régler les intérêts des hommes.

et qu'on ait toujours négligé de les soumettre aux lois de médecine nécessaires à leur conservation.

Macartney dit qu'à la Chine on guérit toutes sortes de maladies accidentelles plus rapidement que dans la plupart des contrées de l'Europe, et qu'elles y sont accompagnées de moins de symptômes dangereux. Il serait très ennuyeux pour le lecteur de rapporter toutes les assertions contradictoires des auteurs sur les maladies communes ou inconnues à la Chine ; partout on ne trouve qu'opposition, et il paraît que les voyageurs s'en sont plutôt rapportés à ce qu'ils ont vu en passant qu'à ce qu'ils ont appris des gens du pays.

Le père Leconte dit que les Chinois ne sont point sujets à la goutte, à la sciatique, ni à la pierre, et que c'est au thé que l'on attribue ces avantages. Mais nous trouvons dans d'autres voyageurs que les Chinois font usage du moxa dans les rhumatismes, la goutte, la sciatique, etc. On lit dans l'extrait d'une lettre à M. Sonnerat (Voyage aux Indes, p. 16, édit. 1784), qu'on a remarqué depuis longtemps que les vaisseaux qui revenaient de la Chine en Europe avaient beaucoup moins de scorbutiques que tous les autres vaisseaux des Indes qui font leur retour ; et c'est encore au thé qu'on rapporte cette prérogative. On dit que l'éléphantiasis est assez commune a la Chine : on l'y traite par l'usage du bouillon et de la chair de tortue de mer.

On lit dans le père Duhalde (t. 1, p. 516) que, sous le règne de Hiao-tsong, neuvième empereur de la vingt-unième dynastie, dans le cycle 64 (an 1504 de J.-C.) la peste, qui est un mal presque inconnu à la Chine, ravagea les provinces du midi vers l'orient, et qu'il y eut des tremblements de terre si affreux, que plusieurs milliers d'habitants furent engloutis.

Le goitre existe dans certaines provinces de la Chine. Duhalde (t. 1, p. 73) dit que dans celle de Chang-tong un tiers des habitants a de grosses loupes à la gorge, et que l'on attribue cette incommodité à l'eau des puits dont ils sont obligés de se servir.

La nyctalopie est aussi connue à la Chine qu'en Europe, au rapport du père d'Entrecolles (*Lettres édifiantes*, t. 24, p. 430 [cf. *Lettres*, p. 736]). Les Chinois, dit-il, l'appellent *ki-mung-yen*, mot qui signifie *yeux* sujets, comme ceux, des poules, à s'obscurcir. Ce missionnaire dit avoir connu en 1736 un chirurgien qui a eu pendant un mois cette maladie, et qui s'en est délivré, comme beaucoup d'autres, par le remède dont voici la recette :

« Prenez le foie d'un mouton ou d'une brebis qui ait la tête noire, coupez-le avec un couteau de bambou ou de bois dur ; ôtez les nerfs, les pellicules et les filaments ; puis enveloppez-le d'une feuille de nénuphar, après l'avoir saupoudré d'un peu de salpêtre ; enfin mettez le tout dans un pot sur le feu, et faites-le cuire lentement. Remuez-le souvent pendant qu'il cuit, ayant sur la tête un grand linge qui pende jusqu'à terre, afin que la fumée qui s'exhale du foie ne se dirige point au-dehors, et que vous la receviez toute entière. Cette fumée salutaire, s'élevant jusqu'à vos yeux, que vous tiendrez ouverts, en fera distiller l'humeur morbifique, et vous vous trouverez guéri.

Les ophtalmies sont également très fréquentes à la Chine, et surtout à Pékin. Le fiel d'éléphant est regardé comme un des remèdes les plus efficaces contre ces maladies. (Voyez le mémoire de M. *Sue*.) Ne pourrait-on pas attribuer la fréquence de l'ophtalmie, à la Chine, à l'immense quantité de poussière qui, au rapport des voyageurs, s'élève quelquefois en tourbillons si épais sur les routes, et même dans les rues des villes, que l'air en est obscurci, et que l'on voit à peine à se conduire pendant quelques instants.

Il y a une espèce de tumeur des testicules qui est endémique à la Chine, et qu'on regarde comme une suite ordinaire de l'incontinence et de la débauche : elle devient quelquefois d'une grosseur si démesurée, qu'elle met le malade dans l'impossibilité de marcher, suivant la description qu'en donne *Ten-Rhyne*. M. *Sue* (mémoire cité) croit que c'est un sarcome de l'espèce de celui que portait l'Indien dont parle *Dionis*[1], et dont il a tracé la figure.

Les dartres sont communes à la Chine ; mais on n'emploie pour leur traitement que des topiques, qui rarement réussissent à les guérir ; parce qu'on n'attaque pas la source des humeurs, qui est viciée. Si l'on y ajoutait l'usage des bains et des frictions sèches, quelques purgatifs et un régime convenable, il est vraisemblable qu'on dissiperait plus aisément et plus souvent ces maladies de la peau. (Extrait du mémoire de M. *Sue*.)

Presque tous les voyageurs s'accordent à dire qu'une des maladies qui tourmentent le plus les Chinois est la dysenterie, qui est

---

[1] *Cours d'opérations de chirurgie*, édit. 1782, p. 575.

quelquefois très longue et très opiniâtre.

La maladie vénérienne est aussi commune à la Chine qu'en Europe ; c'est *Dujardin* qui nous l'apprend, d'après le témoignage d'*Astruc*[1]. M. *Cossigny* dit le contraire, et prétend que cette maladie est rare en Chine. Les Chinois la nomment *yang-mei-tchouang*, ulcère semblable à un fruit d'un blanc purpurin dont la peau est ridée ; et *tien-pao-tchouang*, ulcère accompagné d'une grande ampoule. Le mercure tient, comme ici, le premier rang parmi les antivénériens. Ils ne l'emploient que préparé, et le nomment *kin-tsin-fen* ou *chyou-yn-fen*. La préparation de ce minéral ne se fait que dans une seule province de l'empire : une seule famille en a le secret. Cette préparation, envoyée à *Astruc*, fut analysée par *Rouelle*, qui crut que c'était du sublimé corrosif. Voici une formule par laquelle les médecins chinois croient guérir les maladies vénériennes les plus graves et les plus invétérées.

Mercure doux	ʒ j, gr. lvij ½
Terre du japon	ʒ ij, gr. l ⅓
Fleurs torréfiées de genêt, }	
Ecailles de tortue calcinées, } ãa	℥ ß, gr. xxxvj.

Réduisez séparément chacune de ces drogues en poudre très fine, et ajouter :

Farine de froment	℥ iij, ʒ iij

Agitez le tout exactement dans un mortier, en versant de l'eau commune, jusqu'à ce qu'il en résulte une pâte molle, dont on fera des pilules de la grosseur d'un pois. La dose est de 2 gros 50 grains, soir et matin, pendant une semaine. Son usage produit le ptyalisme, la mauvaise odeur de la bouche et l'ébranlement des dents, que les Chinois regardent comme des présages heureux.

Voyez pour plus de détails l'*Histoire de la chirurgie* par *Dujardin*, t. 1, p. 98.

Le père Duhalde parle (tome 3, page 509) d'un ouvrage intitulé

---

[1] *Dissert. de natur. et curat. morb. vener. inter Sinas ad calcem*, etc., t. 1, édit. Lutet., 1740.

Tchang-seng, ou l'art de se procurer une vie saine et longue, qui fut composé par un homme auquel la médecine n'avait pu procurer le soulagement qu'il en attendait, et qui, dégoûté d'elle, s'étudia sur le genre de vie le plus propre à conserver sa santé. À en juger par l'extrait qu'en donne le père Duhalde, cet ouvrage est écrit avec beaucoup de sagesse et de jugement, et renferme les préceptes les plus utiles de l'hygiène. L'auteur y considère, dans quatre chapitres, l'art de régler 1° le cœur et les affections ; 2° l'usage des aliments ; 3° les actions de la journée ; 4° le repos de la nuit. Nous ne faisons qu'indiquer ici cette production, qui paraît si étonnante, comparativement aux autres ouvrages des Chinois, que *Sprengel* (*Histoire pragmatique de la Médecine*) ne peut pas croire que ce soit une production de ce pays.

Nous terminons ici ce que nous avions à dire sur la doctrine des médecins chinois et l'histoire médicale de la Chine ; nous craignons même de nous être trop étendus sur une matière qui peut-être sera sans intérêt pour le plus grand nombre des lecteurs, par le peu de choses raisonnables qu'on y rencontre. Quant à ceux qui voudraient avoir sur ce sujet des notions encore plus complètes, nous les renvoyons aux différents ouvrages que nous avons consultés, et que nous avons toujours eu le soin d'indiquer, moins pour laisser des traces des nombreuses recherches que nous avons faites, que pour aider ceux qui voudraient en faire après, nous. Remarquons, en finissant, que la plupart des voyageurs qui ont donné des mémoires sur la médecine des Chinois n'étaient point versés dans cette science, et ne pouvaient en parler que d'une manière très imparfaite. Il serait bien à désirer que les circonstances permissent à des médecins instruits de voyager chez les peuples de l'Orient. Quels précieux échanges de connaissances ne pourrait-on pas faire alors avec l'Asie ! Les choses seraient de suite appréciées à leur juste valeur, et des médecins sauraient bien mieux distinguer ce qui peut enrichir le domaine de la médecine, ou ce qu'on doit laisser au nombre des choses inutiles ou ridicules.

ISBN : 978-1537074498

François-Albin Lepage

www.ingramcontent.com/pod-product-compliance
Lightning Source LLC
Chambersburg PA
CBHW070329190526
45169CB00005B/1809